口腔疾病就医指南

总主编 石 冰

唇腭裂与面裂就医指南

主 编 郑 谦

科学出版社

北 京

内 容 简 介

　　本书系"口腔疾病就医指南"丛书中的一个分册，采用一问一答科普化的写作方式，尽量用非学术性的老百姓的语言，结合图片，解释、解答唇腭裂患者及家长最关心的一系列问题，包括唇裂、腭裂的种类及治疗效果，发生唇腭裂的原因、概率，唇腭裂的遗传知识，唇腭裂患儿的喂养，唇腭裂治疗的时间安排，唇腭裂的手术麻醉与风险，手术前鼻模矫形治疗，唇裂、腭裂、牙槽突裂的手术简介，术前准备工作和术后伤口养护，腭裂术后语音治疗，术后牙颌面畸形矫正，唇腭裂患儿牙病的治疗与预防，腭裂患儿的渗出性中耳炎，唇腭裂患儿心理健康，并专门介绍了其他口面裂的治疗方法与注意事项、各种常见的唇腭裂综合征，以及几个唇腭裂慈善项目。

　　本书可作为唇腭裂与面裂患者和家属的参考读物，对口腔医师也有一定的参考价值。

图书在版编目（CIP）数据

唇腭裂与面裂就医指南 / 郑谦主编. —北京：科学出版社，2017.6
（口腔疾病就医指南 / 石冰主编）

ISBN 978-7-03-053173-5

Ⅰ. 唇…　Ⅱ. 郑…　Ⅲ. ①唇裂–诊疗–指南　②裂腭–诊疗–指南
Ⅳ. R782.2-62

中国版本图书馆 CIP 数据核字（2017）第 128200 号

责任编辑：丁慧颖　杨小玲 / 责任校对：何艳萍
责任印制：赵　博 / 封面设计：龙　岩

科 学 出 版 社 出版
北京东黄城根北街 16 号
邮政编码：100717
http://www.sciencep.com

中国科学院印刷厂 印刷
科学出版社发行　各地新华书店经销
*
2017 年 6 月第 一 版　开本：720×1000　1/16
2017 年 6 月第一次印刷　印张：10
字数：174 000

定价：49.00 元
（如有印装质量问题，我社负责调换）

《唇腭裂与面裂就医指南》编写人员

主　编　郑　谦

副主编　李承浩　尹　恒　龚彩霞

编　委　（按姓氏笔画排序）

王　龑　尹　恒　石　冰

李　杨　李承浩　李精韬

杨　超　吴　敏　陈丽先

林　洁　郑　谦　贾仲林

龚彩霞　曾　妮

主 编 简 介

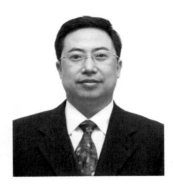

郑谦 四川大学华西口腔医院口腔颌面外科学系教授、主任医师、博士研究生导师，唇腭裂科主任，四川省口腔医学会口腔颌面外科专业委员会常委、四川省学术和技术带头人，原华西口腔医院口腔颌面外科学系主任、《华西口腔医学杂志》编委、《国际口腔医学杂志》编委、《中国口腔颌面外科学杂志》编委。从事唇腭裂临床诊治及口腔颌面部整形美容30年，主攻唇腭裂手术术式的改进，腭裂伴发中耳疾患的诊治，唇腭裂患者的心理研究。

作为负责人承担多项国家级及省部级基金项目，其中国家自然科学基金项目2项，国家重点研发计划"精准医学研究"项目1项，国家863子课题1项，教育部博士点基金1项，四川省科技支撑项目3项。先后获得国家卫生和计划生育委员会科学技术进步三等奖、中华医学科技三等奖、四川省科技进步奖三等奖、成都市科技进步奖二等奖，近年来在国内外学术期刊发表唇腭裂专业论文80余篇，主编、主译《唇腭裂心理咨询与治疗》《唇腭裂综合治疗学》《口腔颌面外科学》等专著，参编全国高等学校研究生教材《唇腭裂与面裂畸形》以及大型专著《中华口腔科学》等。

前　言

　　唇腭裂在新生儿中的发生率约为 1/500，是最常见的出生缺陷畸形之一。随着现代产前诊断技术的进步，不少唇腭裂患儿在出生前即被诊断，当孕妇及家人被告知胎儿可能是唇腭裂时，准父母们急于知道唇腭裂是什么？为什么会发生在她(他)的身上？出生后如何喂养？唇腭裂对孩子的外形和生理功能有哪些影响？用什么方法治疗？治疗效果如何？这些都是唇腭裂患儿的妈妈、爸爸最迫切想了解的问题。

　　尽管现代网络高度发达，越来越多的人借助网络可获取相关知识，但关于唇腭裂序列治疗的知识，网络上介绍得比较零散，而且很不系统和全面，对于什么时候，该做哪些治疗，可能还有多种说法甚至有矛盾和错误，常常让家长及唇腭裂患者无所适从。华西口腔医院唇腭裂整形美容中心为满足患者的需要，建立了唇腭裂网站，公布了咨询电话，开通了微信、短信等，力图通过多种渠道为患者及家长排忧解难，但仍难以满足患者及家长的需求。为此，我们将临床中遇到的常见问题，包括如何对待唇腭裂，唇腭裂的遗传倾向，唇腭裂孩子的喂养、术前准备、各个时期的手术及相关问题解答，腭裂术后的语音训练，中耳功能与听力问题以及唇腭裂孩子的牙齿问题、心理问题等，进行整理和科学编排，汇集成册出版。

　　唇腭裂的治疗是综合治疗，以手术治疗为主，同时还需配合其他非手术治疗，方可获得较理想的效果。孩子从出生伊始，就要接受一个由外科医生、儿科医生、正畸科医生、耳科医生及语音师、心理咨询师等组成的治疗团队进行有序的治疗，医学界称之为"唇腭裂的序列治疗"或"团队治疗"。这种有计划的序列治疗，一直持续到孩子成年，需要家长的高度配合，按计划就医，按时复诊。我们认为，让患者及家长系统了解这些知识后，家长才会不怕麻烦，积极配合。也只有通过医生和患方的共同努力，通力协作，才能使唇腭裂孩子获得最佳的治疗效果。

　　本书采用一问一答、图文并茂的形式，科普化的写作方式，解答

i

患者及家长的疑问。答案主要是以华西口腔医院唇腭裂整形美容中心积累的临床经验和研究成果为依据，并综合国际主流观点和最新观点，力求做到科学性与通俗性、实用性的完美结合。

虽然本书收集的问题不可能满足每一位患者或家长的需求，但我们希望通过本书，能让家长及患者系统了解这些唇腭裂知识，以减少治疗过程中的担心和焦虑。也希望家长及患者能更好地理解医生，配合医生，最终使患者获得最佳的治疗效果。

郑　谦

四川大学华西口腔医院教授

2017 年 3 月于华西口腔医院

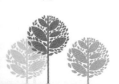

目　　录

唇腭裂与面裂就医指南

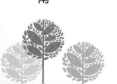

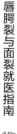

唇腭裂与面裂就医指南

第一章 唇腭裂与口面裂的发病情况

1. 什么是唇腭裂

　　唇腭裂是指出生时就已经存在的唇部裂开及腭部裂开。可单独发生唇裂（图1-1）、腭裂（图1-2），更多见的是唇裂伴腭裂（图1-3）。唇裂俗称"兔唇""豁嘴"，主要影响外形，治疗方法是手术修补，手术后可以达到基本正常的容貌；腭裂主要导致说话语音不清，腭裂修补术后大部分患儿能达到清晰发音，但有部分患儿需要配合术后语音训练，方能达到正常发音。

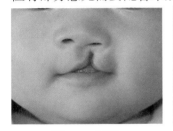
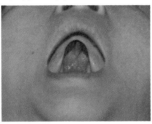
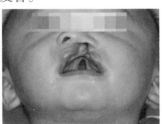

　　图1-1　唇裂　　　　　　　图1-2　腭裂　　　　　　　图1-3　唇腭裂

2. 什么是口面裂

　　口面裂是指出生时就已经存在的面部裂开，较唇腭裂少见，主要影响外形。从口角向外横向裂开的，称面横裂，又称大口畸形（图1-4）。从口角斜向上外裂开的，称面斜裂（图1-5），常常伴深部骨骼异常。手术修补可获得良好效果。

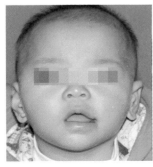
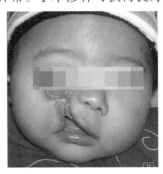

　　　　图1-4　面横裂　　　　　　　　　　图1-5　面斜裂

3. 唇腭裂的发病情况

每 600 对正常夫妇会生 1 个唇腭裂孩子，发生率为 0.17%，如果在爷爷、父母及表亲三代的直系亲属中有人患唇腭裂，生唇腭裂孩子的概率就上升大约 60 倍，发生率为 10%。

4. 口面裂的发病情况

口面裂的概率远远低于唇腭裂。大口畸形大约是 1∶150 万（0.00007%），其他的面裂更罕见。

5. 唇裂有哪些种类

唇裂的分类及手术后效果如图 1-6～图 1-13 所示。

根据裂的程度、累及范围不同、分类不同，手术效果则大同小异。唇裂的分类如下。

（1）单侧完全性唇裂（图 1-6）

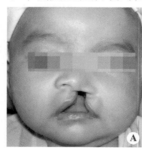 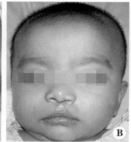 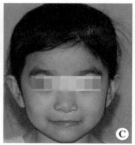

图 1-6　单侧完全性唇裂

A. 术前；B. 术后 1 周；C. 术后 5 年

（2）单侧不完全性唇裂（图 1-7）

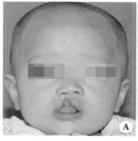 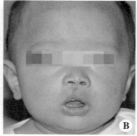 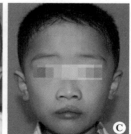

图 1-7　单侧不完全性唇裂

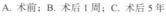

A. 术前；B. 术后 1 周；C. 术后 5 年

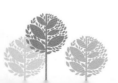

（3）单侧微小型唇裂（图1-8）

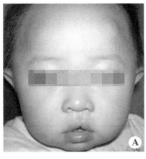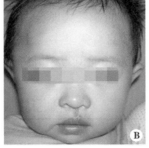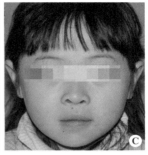

图1-8　单侧微小型唇裂

A. 术前；B. 术后1周；C. 术后6年

（4）双侧完全性唇裂（图1-9）

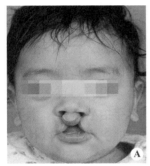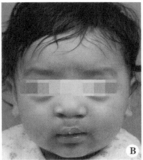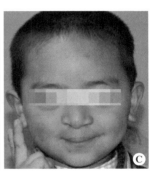

图1-9　双侧完全性唇裂

A. 术前；B. 术后1周；C. 术后2年

（5）双侧不完全性唇裂（图1-10）

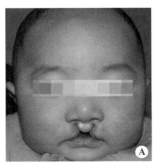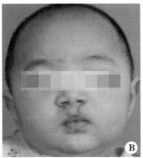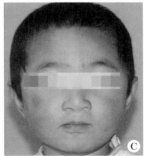

图1-10　双侧不完全性唇裂

A. 术前；B. 术后1周；C. 术后2年

（6）双侧微小型唇裂（图1-11）

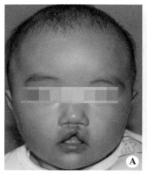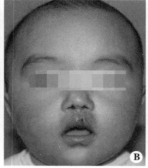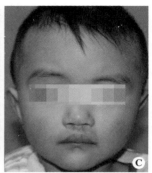

图1-11　双侧微小型唇裂

A. 术前；B. 术后1周；C. 术后11个月

（7）双侧不对称性唇裂（图1-12）

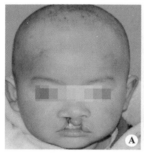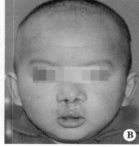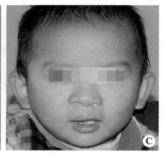

图1-12　双侧不对称性唇裂

A. 术前；B. 术后1周；C. 术后6个月

（8）正中裂（图1-13）

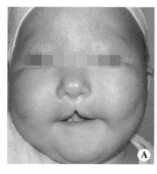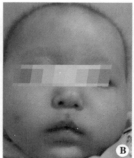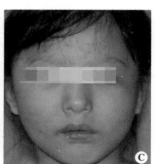

图1-13　正中裂

A. 术前；B. 术后1周；C. 术后8年

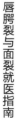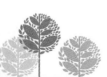

6. 腭裂有哪些种类

（1）完全性腭裂：常常与完全性唇裂并发，称为完全性唇腭裂。

1）单侧完全性腭裂（图1-14）。

2）双侧完全性腭裂（图1-15）。

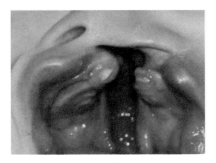 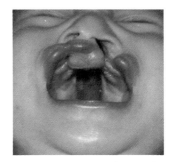

图1-14　左侧完全性唇腭裂　　　图1-15　双侧完全性腭裂伴左侧完全性唇
　　　　　　　　　　　　　　　　　　　　　　裂、右侧不完全性唇裂

（2）不完全性腭裂（硬软腭裂）（图1-16）：根据裂隙累及部位分两种。裂隙累及硬腭和软腭，称为硬软腭裂（图1-16A）；裂隙仅累及软腭，称为软腭裂（图1-16B）。

（3）悬雍垂裂（图1-17）：裂隙局限于悬雍垂，常常伴隐性腭裂。

（4）隐性腭裂（图1-18）：腭黏膜连续，深层腭肌断裂。有一半以上的隐性腭裂患儿不需要手术，也能够清晰发音。故该类型的患儿与其他腭裂患儿的手术时机不同，应推迟至患儿开始说较多的词语时，由专业的语音师进行评判是否需要手术。

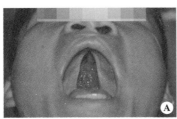 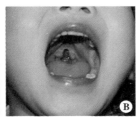

图1-16　不完全性腭裂

A. 硬软腭裂；B. 软腭裂

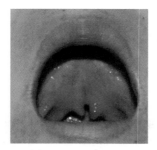

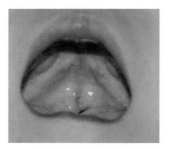

图 1-17　悬雍垂裂　　　　　　　　图 1-18　隐性腭裂

7. 口面裂有哪些种类

（1）单侧面横裂（图1-19）

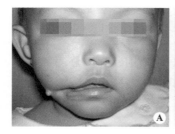
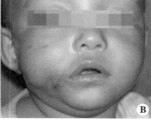
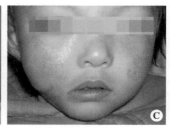

图 1-19　单侧面横裂

A. 右侧面横裂术前；B. 术后 1 周；C. 术后 6 个月

（2）双侧面横裂（图1-20）

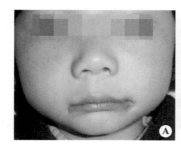
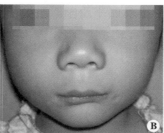
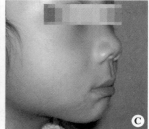

图 1-20　双侧面横裂

A. 双侧面横裂术前；B. 术后 1 周；C. 术后 1 年

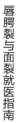
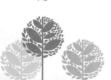

（3）面斜裂（图1-21）

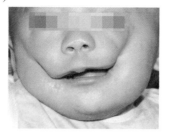

图1-21　双侧面斜裂

（4）额鼻裂（图1-22）

额骨及鼻骨开裂，眶间距增大，表面软组织开裂或畸形。

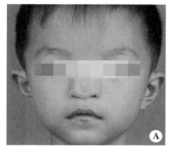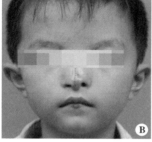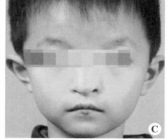

图1-22　额鼻裂

A. 额鼻裂术前；B. 术后1周；C. 术后4个月

8. 唇裂是如何发生的

　　怀孕后第3周，受精卵开始形成面部的特定结构——额鼻突，额鼻突再发育形成完整的面部。受各种因素的影响，包括遗传因素及环境因素，在孕期的第5～7周，唇部形成过程被扰乱，出现错误，则胎儿出现唇裂（图1-23）。

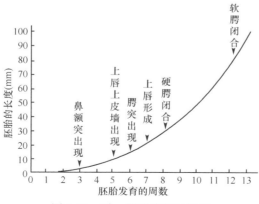

图1-23　唇、腭形成的时间段

9. 腭裂是如何发生的

怀孕后第 6 周，受遗传及环境因素的影响，在第 6～8 周，硬腭形成过程被扰乱，出现错误，则胎儿出现硬软腭裂。在第 8～12 周，软腭形成被扰乱，则胎儿只出现软腭裂（图 1-16）。

10. 口面裂是如何发生的

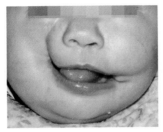

在怀孕后第 5～7 周，面部不同部位形成过程被扰乱，出现错误，则胎儿出现相应部位的面裂。另有报道认为，双侧面斜裂还可能与胎儿面部发育完成（12 周）之前，头面部被脐带缠绕受压有关（图 1-24）。

图 1-24　双侧面斜裂

11. 唇腭裂患儿会合并其他疾病吗

唇腭裂中有相当一部分是综合征型唇腭裂。也就是说，患儿除了有先天性唇腭裂，还伴发全身其他器官的畸形或功能障碍。目前已发现伴发唇腭裂的综合征有数百种。其中器官缺损的疾病较为常见，如唇腭裂伴发先天性心脏病（房间隔缺损、室间隔缺损），伴发腹股沟疝、腹疝、膈疝等，还伴有中耳功能障碍，需要在手术前进行排查，以免出现并发症，严重者危及患儿生命。

12. 唇腭裂患儿智力有问题吗

唇腭裂患儿的智力水平与正常孩子一样。调查发现，唇腭裂患儿的学习成绩中下偏多，一般认为，主要是患儿因为容貌（唇裂）及语音不良（腭裂），在一定程度上影响了患儿的自信心和语言交流所致，而不是智力的问题。

所以，家长应在言语上多多鼓励患儿，在行动上对患儿唇部的瑕疵和轻微缺陷的影响应淡化。家长高度关注缺陷会增加患儿的心理负担、减少自信，不利于患儿的学习和成长。

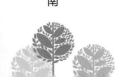

第二章 唇腭裂患儿的喂养与治疗安排

1. 唇裂患儿的早期喂养注意事项

只有唇裂没有腭裂的患儿，口腔与鼻腔不相通，吸吮时口腔可以保持正常的负压，所以绝大多数唇裂患儿可以正常地进行母乳喂养或奶瓶喂养。我们也提倡母乳喂养，因为母乳中含有的营养成分可以增加患儿抵抗力，这是其他任何配方奶粉都无法达到的效果。在喂养过程中家长需要注意的是，由于患儿嘴唇裂开，特别是完全性唇裂，吸吮奶头或奶嘴时容易漏气，此时母亲可以用手指指腹堵在患儿嘴唇裂开的部位，使其可以正常吃奶。当然喂养时要注意喂养体位：母亲坐姿舒适正确，以 45°角怀抱患儿，采用面对面方式进行喂养（图 2-1）。

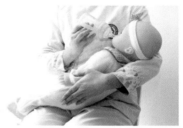

图 2-1 正确的喂养体位

2. 唇腭裂患儿母乳如何喂养

首先需要母亲清洁乳房，并按摩，让乳汁容易吸出，按摩步骤如下。

（1）一只手从乳房下面托住并顺势向腋窝方向轻轻地揉乳晕，另一只手轻轻地挤压乳房。

（2）一手按住腋下部位，另一只手掌托住一边乳房并轻轻向上推，同时两手贴紧乳房四周用手指指腹由内而外打圈按摩。

（3）用示指和中指贴紧胸部夹起乳头，并顺势轻轻向外牵拉乳头。

乳头凸出后母亲按图2-1喂养。喂奶过程中应随时观察患儿，如果患儿出现溢奶或口唇颜色发青时，立即停止喂奶。

3. 怎样避免唇腭裂患儿呛奶

唇腭裂患儿因为先天的生理结构异常，更容易呛奶。以下方法可避免呛奶。

（1）喂奶时机适当：不应在患儿哭泣或欢笑时喂奶，不要等患儿已经很饿了才喂奶，也不要在患儿已经吃饱了的情况下还喂奶。

（2）姿势体位要正确：喂奶时，患儿应斜躺在妈妈怀里，患儿身体与地面成45°角。

（3）控制速度：妈妈泌乳过快、奶水量过多时，用手指轻压乳晕，减少奶水流出，奶瓶喂养时，奶嘴孔不宜过大。

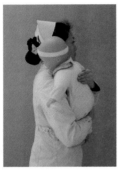

（4）控制食量：每次进食不宜过多、过饱，尤其是手术后或患儿感冒生病时，一次进食量应控制在平常的 2/3 左右，即七成饱即可。

（5）注意观察：一定要边喂奶边观察，乳房和奶嘴不能堵住患儿鼻孔。当患儿出现溢奶或口唇颜色发青时，一定要立即停止喂奶。

（6）拍出胃内气体：吃完奶后，将患儿直立，靠在肩头，手掌微收呈空心状，轻拍患儿背部（图 2-2），直到听到患儿打嗝，再竖抱 15 分钟，将头偏向一侧放于床上休息。

图 2-2　拍嗝

4. 婴儿呛奶的紧急处理方法

1 岁以内婴儿，由于其咽喉软骨、吞咽反射都未发育成熟，加之婴儿期的胃呈水平位，若喂养过程中患儿进食过急、过快、喂食过饱或喂完后未拍嗝等，均可导致婴儿呛奶。呛奶严重时可因误吸导致窒息，危及患儿生命。因此，家长必须了解和掌握呛奶后的紧急处理方法。通过拍打患儿背部将呛入的东西拍出并清理呼吸道（图 2-3）。

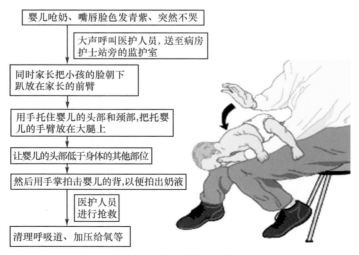

图 2-3　呛奶的紧急处理

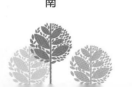

5. 孩子体重总是不达标，影响手术怎么办

唇腭裂的手术除了对年龄有要求，对患儿的体重也有要求。唇裂的手术要求患儿 3 个月大、体重 5kg；腭裂的手术要求患儿 6 个月大、体重 6.5kg。但很多家长都反映因为唇腭裂患儿进食困难，导致其体重不达标，不能在最佳手术时机做手术。其实，注意以下几种情况，掌握了良好的喂养技巧后，患儿体重都能达标。

（1）喂养体位是否正确：正确的喂养体位是喂奶时患儿斜躺在妈妈怀里，患儿身体与地面成 45°角。

（2）喂养方式是否正确：虽然唇腭裂患儿比正常婴儿吸奶困难，但仍然推荐尽可能母乳喂养，至少单纯的不完全性唇裂是完全可以母乳喂养的。若实在无法母乳喂养者，家长应将母乳挤出，用唇腭裂专用奶瓶进行喂养（图 2-4）。唇腭裂专用奶瓶是根据唇腭裂患儿的进食特殊性制作而成，可以让患儿用较小的吸力吸吮到奶液。若腭裂裂隙过大，或不能适应奶嘴喂养的患儿，也可用带勺奶瓶（图 2-5）或滴管（图 2-6）喂养，还可以到医院通过唇腭裂术前正畸的方法缩窄裂隙、封闭口腔与鼻腔之间的通道来帮助喂养（图 2-7，图 2-8）。

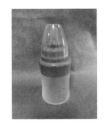
图 2-4　唇腭裂专用奶瓶

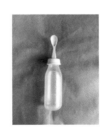
图 2-5　带勺奶瓶

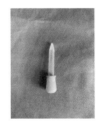
图 2-6　喂养滴管

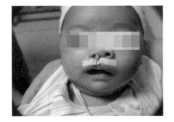
图 2-7　佩戴矫治器后喂养

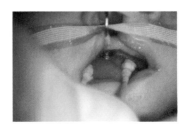
图 2-8　矫治器将鼻腔与口腔分隔

（3）患儿的进食量及进食时间是否合适：很多患儿出现体重不达标是因为家长没有给患儿"喂饱"，即进食的总量或次数不够，或是每次进食时间太长，体能消耗过多造成的。新生儿每天进食量要≥300ml；1～2 月龄每天食量

要≥600ml；3～4月龄每天食量要≥800ml。而每次进食的时间控制在20分钟左右。可以通过观察小便量来评估患儿进食是否足够，如果小便量过少，则提示可能进食量不够。

若以上注意事项都没有问题，则很可能是患儿消化方面的问题。可带患儿至儿科做进一步的检查。

6. 腭裂患儿的早期喂养方法

在临床上我们发现，很多腭部裂隙比较小的患儿是可以直接母乳喂养或奶瓶喂养的。当然腭部裂隙比较宽的患儿，因为其口腔与鼻腔相通，吸吮乏力，我们建议将母乳用吸奶器吸出后用专用奶瓶或奶嘴喂养（图2-4）。父母还可以选择十字形开口的奶嘴（图2-9）而不用圆孔状开口的奶嘴。因为十字形的奶嘴需要一定的负压才会向外打开，而圆形奶嘴不需压力就可自行流出奶，容易造成患儿呛咳及误吸。另外，奶瓶应选择软性可以挤压的瓶身（图2-10），这样在喂养时可以配合孩子的吸吮动作挤压瓶身，帮助孩子进食。

如果裂隙特别宽，患儿无法适应母乳或奶瓶喂养，也可以采用汤匙喂养，如用硅胶平底汤匙喂食。

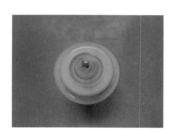

图2-9　十字开口奶瓶

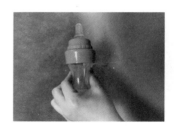

图2-10　软性可挤压的瓶身

如果无法适应汤匙喂养，尤其是针对早产低体重患儿，我们也可以用滴管喂养（图2-6）。当然喂养时我们均要体位正确（图2-1）。

7. 唇腭裂的序列治疗

唇腭裂的序列治疗是一个多学科组成的医疗团队（正畸科、语音病理学、心理学等），通过多学科协作，共同制订治疗计划，以外科整复为主要手段，在最佳的时间点，进行最合适的治疗，以达到良好外形、正常功能和心理健康的目标。

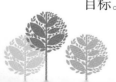

华西口腔医院唇腭裂序列治疗内容及时间如表 2-1、图 2-11 所示。

表 2-1 华西口腔医院唇腭裂序列治疗内容及时间表

时间	治疗内容	接诊人员
出生后	接受喂养辅导：患儿喂养方法及营养保障	唇腭裂科护士
心理咨询	家长对突发事件的心理调整及对策	心理咨询师
7～30 天	术前正畸，矫正错位的牙槽骨	唇腭裂科或正畸科医生
2～6 月龄	唇裂及鼻畸形手术或犁骨瓣硬腭修补术	唇腭裂科医生
6 月龄～2 岁	腭裂整复术或鼓膜切开置管术	唇腭裂科或耳科医生
4 岁半	语音评估、语音训练	唇腭裂科语音师
学龄前	语音较差者需咽瓣手术或改善语音	唇腭裂科医生
5～6 岁	唇、鼻形较差者需唇、鼻二期整复手术	唇腭裂科医生
6～7 岁	牙槽突裂植骨，保证侧切牙萌出	唇腭裂科医生
9～11 岁	牙槽突裂植骨，保证尖牙萌出	唇腭裂科医生
	植骨后 1 个月正畸治疗排齐牙列	正畸科医生
13 岁	恒牙萌出完毕，正畸治疗排齐牙列	正畸科医生
成年人	正颌，外科矫正上颌发育不足	正颌外科医生

序列治疗时间安排与术式应用

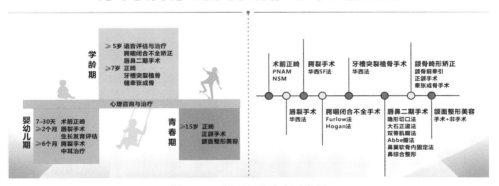

图 2-11 华西序列治疗示意图

8. 唇腭裂团队治疗的必要性

唇腭裂虽然只是唇部或腭部有缺口，但由于畸形使邻近组织也处于异常位置而伴发多个部位畸形，如鼻畸形、牙槽突畸形等（图 2-12），而且牙槽突前突，裂隙两侧落差大（图 2-13），这就大大增加了外科医生的手术难度，影响手术效果。

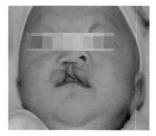 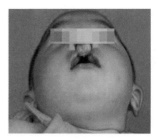

图 2-12　鼻翼扁平牙槽突错位　　　　　图 2-13　裂隙两侧落差大

如果有正畸医生参与，在唇裂手术之前，先进行手术前正畸治疗（图 2-14），减少唇组织落差，减少裂隙宽度，手术修补时组织容易复位，手术后形态好，瘢痕小。

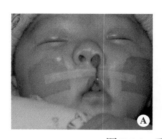

鼻-牙槽突矫治器
鼻撑(托)
连接体
口内引导板

图 2-14　手术前正畸治疗

A. 术前正畸；B. 矫治器

唇裂伴腭裂的患儿往往伴有牙槽突裂（牙埂裂开），牙槽突内含有牙胚，牙萌出时容易进入裂隙内而错位萌出，牙齿排列不整齐，也需要正畸医生排齐牙齿。

腭裂患者常常有错误发音习惯，外科医生进行腭裂修补术，只能把错位组织重新对合好，裂开的部位封闭好，但手术改变不了发音习惯，手术后必须由专业的语音师进行专门训练，才能纠正错误发音习惯。只有在外科医生和语音师的配合下，这部分腭裂患者才能清晰发音。

9. 遗传咨询师的角色和作用

唇腭裂是一种多因素遗传性疾病。唇腭裂患儿可能有遗传基因异常，以下两种情况应特别注意，最好在计划怀孕前，去医院进行遗传咨询：一是有唇腭裂家族史，爷爷辈、父母辈以及表亲中有唇腭裂者；二是第一胎是唇腭裂，特别是综合征型唇腭裂者。目前至少已知有 22 种染色体异常与伴有唇腭

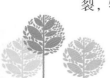

裂的综合征畸形有关。有遗传倾向的最好到医院，由医生确定检查项目，做初步排查。

10. 发育评估师的角色和作用

和正常孩子相比，很多唇腭裂患儿在体格生长方面要差一点。一方面是因为先天的唇部、腭部裂隙存在，让孩子进食比较困难；另一方面是因为唇腭裂父母对孩子的喂养方式不正确，从而造成了他们的体格生长比较差，如体重不达标、身高不达标等。体格生长差不仅可能影响其手术时机，生长差还会对唇腭裂患儿的身体健康就造成一定影响。

儿童发育评估师是针对所有 14 岁以下的唇腭裂患儿，进行体格测量评估与评价，即通过对其体重、身高、头围、胸围、坐高、皮脂厚度等体格方面的测量（图 2-15），再结合临床表现及实验室检查结果对每个孩子进行一个比较全面综合的评估和评价。这样可以让父母们了解到孩子的身体和营养状况，同时儿童发育评估师也要针对性的对父母们进

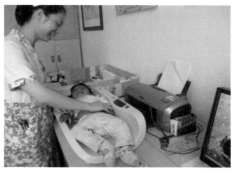

图 2-15　发育评估师为患儿测体重

行相应的健康指导和教育（如唇腭裂孩子的正确喂养方法、哺乳原则、辅食的添加等）。而另外也可以让医疗团队能够全面准确地掌握每一个唇腭裂患儿的全身状况，并根据具体的情况对麻醉和手术做出适当的评估和调整。例如，如果一个唇腭裂患儿的体格发育及营养状况比较差，医疗组可能就会选择比较简单的手术术式或尽量缩短麻醉时间，甚至推迟手术时间，从而更大程度地保证每一位唇腭裂患儿的手术安全。

简单地说，唇腭裂患儿发育评估师既要服务于每一个唇腭裂家庭，也要及时地给医疗团队提供专业的意见与建议。

11. 术前正畸医师的角色和作用

单侧完全性唇裂、完全性腭裂患儿，出生后均有较明显的上颌各骨段的错位和鼻畸形，完全性唇裂伴腭裂、双侧完全性唇裂伴腭裂患儿，组织的错位和畸形更严重，如前颌骨明显突起、上唇塌陷、鼻中隔及鼻部偏斜、鼻小柱过短、

鼻尖低平、鼻翼塌陷（图 2-16）。裂隙宽，两侧落差大，不利于唇腭裂的手术修补，手术也难以获得满意的效果。通过佩戴可摘式矫治器，可缩窄裂隙、减小落差、重塑鼻翼外形（图 2-17），为后续的唇裂修补手术创造更好的条件，也更容易获得满意的手术效果。

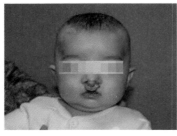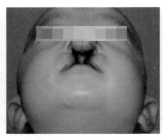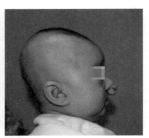

图 2-16　双侧完全性唇裂伴腭裂的鼻唇畸形

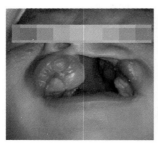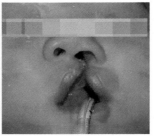

图 2-17　术前正畸治疗前后效果对比

12. 麻醉医师的角色和作用

　　唇裂修补手术是一个非常精细的手术，在手术中必须精雕细琢，这就需要患者安静不动。唇裂手术大多是在患儿 3 个月时进行，必须由麻醉医师进行患儿气管内插管给药，使患儿安静入睡，便于医生手术操作。整个手术过程都要维持患儿一定的麻醉深度，过浅，患儿身体摆动，影响医生操作；麻醉更浅时，患儿清醒，对手术的恐惧加重患儿的哭闹，手术无法进行。即便是能理解配合医生的青少年，年龄较小者对手术耐受力也差，不能耐受全程手术，也需要麻醉医师实施全身麻醉，使其安静入睡，同时，还可以消除患者对手术的恐惧，避免对手术的不良记忆。即使是成人，虽然有足够的毅力配合手术，但全身麻醉也就让患者在整个手术过程中更舒适，心理压力小，避免不良记忆等。

　　麻醉医师在整个手术过程中，负责维持患儿的安静，更重要的是维持患儿的呼吸道通畅，保障患儿的生命安全。唇裂修补手术精细，对患儿的创伤并不大，出血也少，华西口腔医院的唇裂修补手术，术中出血一般就几毫升，腭裂手术也只有十几毫升，完全在患儿的生理承受范围，不用输血。医生常常给家长强调的手术风险，更多指的是手术过程中麻醉的风险，麻醉医师对患者的呼吸、心搏、血压的维持，手术后又需要让患儿尽快苏醒，这些都需要麻醉医师非常专业的知识和临床经验，方能保证患儿的安全。

13. 儿童牙科医师的角色和作用

完全性的唇裂伴腭裂的患儿一般都同时伴有牙槽突裂，牙齿排列不整齐，容易龋坏（民间俗称的"虫牙""蛀牙"），表现为牙面变色，一旦变色应尽快找儿童牙科医师治疗。

腭裂患儿常常在腭裂手术后逐渐出现反𬌗（民间形象地称之为"地包天"），在 3～4 岁时，也需要儿童牙科医师尽早矫正。腭裂手术后语音的恢复与手术年龄关系很大。年龄小，手术后语音清晰的概率明显提高。一般在 1 岁左右，学说话前完成腭裂修补手术。但年龄小进行腭裂手术，又影响患儿上颌骨的正常发育，导致反𬌗。权衡利弊后，国内外一致的观点：腭裂治疗，首先保证语音清晰，手术继发的"地包天"，由儿童牙科医师矫正。

14. 手术医师的角色和作用

手术是唇腭裂治疗的主要手段甚至是唯一手段。通过手术，关闭裂隙，将错位的组织重新调整到正常位置。

唇裂手术重建患儿的唇弓、唇珠、人中凹，重建鼻孔、鼻翼，纠正鼻小柱，恢复唇、鼻的对称性和外形。

腭裂手术除了关闭裂隙外，更关键的是尽量延长软腭长度，两者缺一不可，才可能在手术后有清晰的发音。

手术后软腭长度的多少，与手术前患儿先天的软腭长度有关，也与手术医师采用的手术方法和手术医师的操作技巧有关。手术医师通过各种手术技巧，重新调整裂隙周围及腭部组织，这种调整是十分有限的，受限于局部组织的多少。就像一个裁缝，面对只能缝制短裤的布料，即使有精湛的裁剪技术，也无法把它裁制成一条长裤。因此，患儿的先天条件对腭裂的术后语音恢复，影响最大。

一个优秀的手术医师可以最大限度地利用患儿自身的组织，尽可能地达到腭咽闭合、减少硬腭裸露骨面及减少创伤，从而减少手术干扰，减轻继发的上颌骨生长发育不良。

华西口腔医院唇腭裂外科通过多年探索，从手术方法到操作技巧，进行了一系列地改进和完善，使绝大部分腭裂手术，都可以不做侧方松弛切口，从而避免了硬腭裸露骨面，减轻了手术对上颌骨生长的影响，减轻了腭裂患儿手术后"地包天"的程度。

15. 语音评估治疗师的角色和作用

腭部是发音器官之一，是人体发音系统的重要组成部分。腭裂患儿由于腭部结构和功能的异常，常常形成错误发音习惯，腭裂手术年龄越晚，错误发音习惯越顽固，即使手术关闭了腭裂裂隙，错误发音习惯仍然存在，发音仍然不清晰，听者感觉患儿仍然是"腭裂语音"。

另外，由于腭裂患儿先天软腭发育不足，软腭大多较正常人短，腭裂手术后小部分患儿仍然不能达到完全的腭咽闭合。在华西口腔医院，一岁左右行腭裂修补手术，大约90%的患儿可以达到完全的腭咽闭合，10%的患儿仍然存在腭咽闭合不全，手术后仍然存在"腭裂语音"。

以上两种情况表现出来的虽然都是"腭裂语音"，但是治疗方案却是完全不同的。错误发音习惯需要语音治疗师通过语音训练加以纠正，而腭咽闭合不全必须二次手术，再次利用邻近组织，达到完全的腭咽闭合，为正常发音创造基本条件。

"腭裂语音"到底是哪种原因造成的，手术医生也难以分辨，容易误诊。必须由专门的语音评估治疗师，通过分析患儿的各种字、词、句发音，结合仪器检查，才能准确诊断。

语音评估治疗师的主要工作就是评估患儿的"腭裂语音"，鉴别是错误发音习惯还是腭咽闭合不全所致。诊断是腭咽闭合不全，则转至手术医生进行手术治疗；诊断是腭咽闭合完全，存在错误发音习惯，则无需手术，接受语音评估治疗师的语音训练。诊断既有腭咽闭合不全，又有错误发音习惯，则应先手术，达到完全的腭咽闭合，然后再进行语音训练。

16. 耳科医师的角色和作用

腭裂患儿伴发分泌性中耳炎（中耳鼓室内积液）的概率远远高于正常儿童。这是由于腭裂患儿的软腭肌肉的异常，导致咽鼓管开闭功能异常，继而引起中耳鼓室负压，组织液渗入到鼓室，鼓室内的液体又难以从咽鼓管引流出来，造成鼓室内积液。需要由耳科医师通过手术，经外耳道在鼓膜上切开一个2mm左右的小孔，安放一个通气管，消除鼓室负压，引流鼓室内积液。这个手术常常在腭裂修补术中同时进行，也可以由腭裂修补术的主刀医生完成，这样可避免患儿额外再入院耳鼻喉科，二次全身麻醉，避免增加患儿家庭的经济负担。

17. 心理咨询师的角色和作用

心理咨询师是指运用心理学以及相关知识，遵循心理学原则，通过心理咨询的技术与方法，帮助来访者解除心理问题的人。其是持有国家颁发的心理咨询从业资格证书的专业人员。

心理咨询师的工作主要包括：①心理评估，即根据来访者及家属提供的信息，对来访者的心理成长、人格发展、智力、社会化及家庭、婚姻生活事件等进行全面评估，并进行心理测查；②心理咨询，即对来访者进行有关生活问题咨询、心理危机干预、心身疾病及其他心理问题咨询。此外，心理咨询师还可以根据心理生理测查的结果，在发现来访者有精神障碍或躯体疾病时及时请求会诊或转至其他专科。

唇腭裂专科的心理咨询师还需要与医生配合，对不同类型唇腭裂患儿的心理状况，以及手术对患儿心理的影响情况进行观察与分析；对患儿及其家长进行心理辅导，减缓他们的心理压力；并根据患儿需要，提供心理咨询与心理援助。

心理咨询师的作用在于：一是帮助来访者发现和处理现有的问题和内心冲突，改变其不良认知、情绪和行为；二是帮助来访者更全面地认识自我和社会，启发来访者新的或曾被忽视的良好人生经验和体验，逐渐改变不适应的反应方式，增进社会适应能力；三是帮助来访者不断进行自我完善，激发来访者更有效地发挥内在潜能，更好地塑造心理健康，更好地面对现实生活。

第三章　唇腭裂术前正畸治疗

1. 什么是唇腭裂术前正畸治疗

　　唇腭裂术前正畸治疗是唇腭裂序列治疗的重要组成部分，从患儿出生到长大成人，每一个治疗阶段都有对应的术前正畸治疗，能够保证手术的顺利进行，以达到更好的术后效果。本章介绍内容是针对婴幼儿期，即从孩子出生到接受唇裂一期修复术这一阶段的术前正畸治疗。

　　从 McNeil 等最早提出术前正畸治疗的概念至今，唇腭裂术前正畸治疗经过了 60 多年的发展。术前正畸治疗初期的治疗目的在于缩窄裂隙的宽度，纠正前颌骨的突度，降低关闭裂隙的难度（图 3-1，图 3-2）。

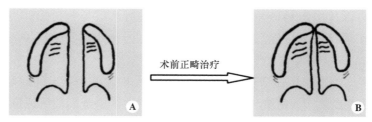

图 3-1　单侧完全性唇腭裂牙槽突治疗前后的变化

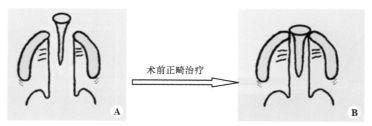

图 3-2　双侧完全性唇腭裂牙槽突治疗前后的变化

　　随着唇腭裂手术方法和技术的提升，医生对修复唇鼻外形的要求也在不断提高。20 世纪 80 年代，Matsu 和 Grayson 等利用婴幼儿出生后鼻软骨仍具有可塑性的特点，通过鼻牙槽突矫形治疗在改善牙槽突骨段畸形的同时，改善鼻部畸形。该治疗方法被不断改良沿用至今。鼻牙槽突矫治器（NAM）由口内引导板和鼻托组成（图 3-3）。引导板能够纠正颌骨畸形，鼻托能够对鼻部形态进行塑形。治疗的时候还需要应用免缝胶布将裂隙两侧唇部组织拉近（图 3-4）。

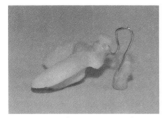

图 3-3　鼻牙槽突矫治器

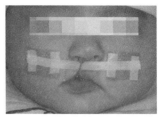

图 3-4　免缝胶布

2. 为什么要做术前正畸治疗

唇腭裂孩子不仅是唇部或（和）腭部裂开，同时还伴发有鼻畸形和颌骨畸形，早期对这些畸形进行干预能够对整体治疗起到事半功倍的效果。进行术前正畸治疗能够达到以下效果。

（1）改善患儿唇鼻的对称性，减少唇部及牙槽突裂隙的宽度，降低手术难度，提高手术效果。

（2）在缩窄牙槽突裂隙的同时能够调整牙槽突骨断端纵向的落差，有利于以后牙齿的萌出。

（3）纠正舌体放置的位置，促进舌体的正常运动。

（4）使家长主动参与唇腭裂患儿的治疗，增进父母与患儿的情感交流，有利于患儿的身心健康发育。

3. 哪些患儿需要进行术前正畸治疗

鼻牙槽突矫形治疗的适应证较广，存在鼻翼塌陷畸形的唇裂患儿都可以进行术前正畸治疗。图 3-5 显示的是单侧完全性唇裂治疗前后的变化，图 3-6 显示的是双侧完全性唇裂治疗前后的变化。

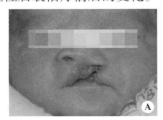
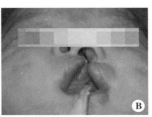

图 3-5　单侧完全性唇裂治疗前后

A. 治疗前；B. 治疗后

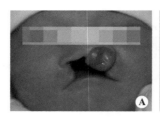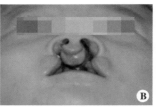

图 3-6　双侧完全性唇裂治疗前后

A. 治疗前；B. 治疗后

4. 术前正畸的最佳时间

术前正畸的最佳治疗时间是出生后 10～40 天。

术前正畸治疗没有明确的时间限制，出生后即可开始治疗，开始治疗的时间在出生后超 40 天并不代表治疗效果不佳，尽早开始治疗能够缩短唇腭裂患儿适应矫治器的时间。此外，患儿在 40 天以前接受治疗能够减少患儿舌体和四肢对治疗的干扰。特别强调，不建议出生后立即进行术前正畸治疗，从新生儿出生到出生后 10 天这一阶段时间容易出现食物反流的现象，可能会导致吸入性肺炎。如果在此时进行取口内印模的工作，会增加取模过程中窒息的风险。10 天以内的患儿的家属可以了解一些唇腭裂患儿的喂养和护理方面的知识。

5. 术前正畸的治疗过程是怎样的

术前正畸并不是一次性的治疗，治疗需要定期按时复诊，治疗过程包括以下几个方面：获取口内印模，简称"取模"；制作佩戴口内引导板；免缝胶布的使用；鼻托的安装；引导板的调整；鼻托的调整。治疗过程虽然繁琐，但是每一次调整后都会看到患儿的容貌变好。

6. 取模的注意事项

患儿在第一次就诊的时候会进行取模，以获得口内印模用于制作矫治器。注意事项如下：①取模前半小时确保孩子没有进食，以防止取模过程中食管反流；②取模的过程中患儿会出现哭闹，属于正常现象，家属不要惊慌，积极配合医生工作；③取模结束后不要立即抱起患儿，待医生检查完，确认口内没有遗留取模材料后再抱起；④模型的制作工序比较繁琐，需要家属耐心等待 1 周左右。

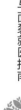

唇腭裂与面裂就医指南

7. 术前正畸治疗需要复诊几次

从患儿第一次来就诊佩戴矫治器算起，需要就诊 7 次，采用 321 复诊模式。321 复诊模式是根据唇腭裂患儿对矫治器的适应程度，以及家长对治疗内容理解和接受的程度特别制定的（表 3-1）。每一次复诊都会对矫治器进行调整，达到最佳的治疗效果。患儿治疗周期一般为 2～3 个月，根据患儿鼻唇畸形的改善、牙槽突裂隙的缩窄情况，决定是否结束术前正畸治疗，然后进行唇裂一期修复手术。

表 3-1　复诊模式

治疗时间	治疗内容	常见症状	家长了解的内容
初诊	明确诊断、取模、制作佩戴口内托盘	窒息、呕吐、口腔溃疡（犁骨处、唇系带）、出血	学习唇腭裂患儿常用的解剖名词的部位，便于与医生交流
第 1 次复诊（间隔 1 周）	应用人工皮和免缝胶带收紧唇部皮肤	溃疡（唇系带）、面部皮肤过敏刺激、真菌性口炎	学会正确使用免缝胶带，调整喂养习惯
第 2 次复诊（间隔 1 周）	安装鼻撑	溃疡（鼻小柱基部、鼻前庭）、巨型鼻孔	熟记鼻托安放的位置，学会如何正确清洗鼻腔
第 3 次复诊（间隔 1 周）	调整鼻撑的位置、去除和添加口内托盘树脂材料	鼻翼缘红肿、糜烂；口内托盘脱落（手部作用）	学会如何正确固定孩子上肢
第 4、5 次复诊（间隔 2 周）	去除和添加口内托盘树脂材料、微调鼻撑位置	鼻翼缘红肿、糜烂；口内托盘脱落（舌的作用）	学习如何辅助固定口内托盘
第 6 次复诊（间隔 3 周）	根据患儿全身情况，安排手术	医从性变差，忽略 NAM	坚持佩戴 NAM

注：321 复诊模式中的数字 321 顺序表示所需要复诊的次数，倒序表示复诊的周期：3 代表 3 次复诊每周 1 次，2 代表 2 次复诊每两周 1 次，3 代表 1 次复诊每 3 周 1 次。

8. 外地患儿不能按时就诊怎么办

异地就诊是棘手的问题，患儿要在 3 个月的时间内往返 7 次，对经济和精力都是一次考验。希望患儿家长能够克服困难，坚持带患儿治疗。不建议减少复诊次数，321 复诊模式是根据唇腭裂患儿对矫治器的适应程度，家属对治疗内容理解和接受的程度特别制订的。减少复诊次数会延长患儿佩戴矫治器的适应时间，增加并发症发生的概率，达不到治疗的效果。

9. 术前正畸治疗的过程中患儿会疼吗

术前正畸治疗是一项非手术的治疗方式，整个的治疗过程是无痛的。患儿在治疗的开始阶段会出现哭闹的现象，主要原因是佩戴矫治器引起的不适，1～2 天后会慢慢适应。

10. 术前正畸需要住院吗

术前正畸治疗是可以在门诊进行的，不需要住院。

11. 术前正畸结束后多久可以手术

结束术前正畸后，患儿的年龄基本达到 3 月龄，同时患儿的体重等其他生理指标达到手术要求就可以进行手术了。

12. 矫治器的清洁保养

矫治器需要每天进行清洗，可采用洁素片进行清洁处理或低温消毒。不要采用高温消毒及蒸汽消毒。

13. 戴用矫治器可能出现的不良反应有哪些

矫治器的治疗过程同样避免不了并发症。治疗的风险同益处一样应该被考虑，并且应当作为知情同意的一部分告知满怀期望的家属。最常见的并发症是口腔内的压迫性溃疡（图 3-7）和鼻腔内的压迫性溃疡（图 3-8）。患儿面颊部的皮肤刺激是最常见的情况（图 3-9）。

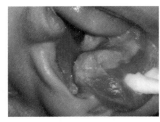 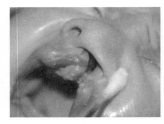 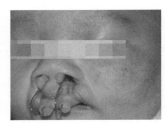

图 3-7　口腔内的压迫性溃疡　　图 3-8　鼻腔内的压迫性溃疡　　图 3-9　面颊部的皮肤反应

14. 出现口腔溃疡该怎么办

治疗期间的口腔溃疡很多时候都是压迫性溃疡，这些溃疡主要是由腭板或鼻托过度加力引起的。过度加力会导致在接触点形成压迫性溃疡。应及时与诊治的医生联系，当从腭板壁或鼻撑上去除树脂材料数小时后，溃疡会自行愈合。

重点提示：治疗期间家长一定要定期细心检查孩子口腔，做到及早发现、及早治疗。

15. 出现皮肤刺激该怎么办

　　面颊部的皮肤刺激在术前正畸治疗的初期通常都会遇到。如果皮肤刺激出现也不用担心，整个治疗仍然可以有序进行。当皮肤刺激发生时，检查并更正或改进弹力胶带的使用方法以缓解皮肤刺激的问题，应建议使用皮肤保湿用品。有时可能需用更换基底胶布的材料或更换基底胶布的位置，以缓解皮肤刺激。必要时安排患儿去小儿皮肤科就诊。皮肤刺激的症状可在 1~2 周后得到缓解，不会留下瘢痕。

16. 矫治器经常脱落怎么办

　　患儿在刚开始佩戴矫治器的时候会出现短暂的不适应期，矫治器会经常脱落，家长不用担心，这属于正常现象，清洗后再次佩戴即可。孩子适应后该现象会缓解。

　　在治疗进行到中后期时，口内引导板调磨后，引导板与牙槽突之间会出现预留的生长间隙，也会出现经常脱落的现象，这也是正常的。

17. 患儿总是用手抓矫治器该怎么办

　　患儿长到 50 天以后，手部的运动能力加强，会经常把矫治器抓掉，增加了划伤口腔黏膜的风险。建议家长采用手肘固定器固定患儿的肘关节（可参考第16 章中图 16-5），也可以采用缝合固定的方式将上衣的袖子与裤子固定在一起，防止患儿抓矫治器。

18. 患儿一出生就有牙齿，还能做术前正畸治疗吗

　　新生儿偶尔会在牙槽突裂隙的边缘呈现出一个软组织包块，包块内充满液体或一个乳牙的牙蕾（图 3-10）。

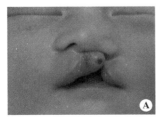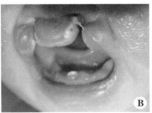

图 3-10　乳牙牙蕾与早萌

A. 上颌乳牙牙蕾；B. 下颌乳牙早萌

这些牙齿不会发育成具有功能的牙齿，并且可能在矫正过程中阻碍两侧牙槽突骨段直接接触。因此，新生儿异位萌出的牙齿应该被拔除。拔除新生儿牙齿需要几分钟的时间，可在局部麻醉下操作，不需要进行全身麻醉。

19. 患儿的嘴唇没有完全裂开，只是鼻子有点塌，需要做术前正畸吗

嘴唇部分裂开，无牙槽突裂的患儿可以不采用鼻牙槽突塑形矫治的方法，建议采用鼻模矫形治疗，同样可以达到改善鼻翼塌陷的目的，同时可以避免很多并发症的发生。鼻模矫治的原理是通过免缝胶布的拉力使裂隙侧的鼻孔内收，再通过鼻模纠正塌陷的鼻孔，达到对称的效果（图3-11）。

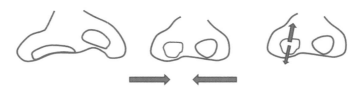

图 3-11　鼻模矫形治疗的原理

鼻模矫形治疗的治疗周期约3个月，需要复诊3次。图3-12 显示的是治疗前后唇裂患儿鼻孔的变化。

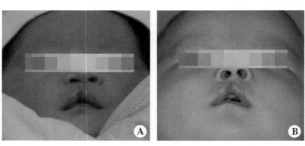

图 3-12　鼻模矫形治疗前后鼻孔的变化

A. 鼻模矫形治疗前；B. 鼻模矫形治疗后

20. 鼻模矫形治疗有哪些注意事项

（1）鼻模矫形治疗需要配合使用免缝胶布，面部刺激的并发症也可能会发生。

（2）鼻模矫形治疗不是单纯佩戴鼻模，治疗过程中需要根据患儿的鼻孔情况添加材料调整鼻模的形态，达到治疗效果。必须要定期复诊。

第四章　唇腭裂的手术麻醉与风险

1. 手术为什么需要麻醉

19 世纪初期，麻醉药物面世以前，最快的下肢截肢术记录是 3 分钟，为什么能这么快？因为没有麻醉。这种常人无法想象的剧痛，3 分钟还不够吗？手术医生需要怎样的铁石心肠和飞快娴熟的技能才能在 3 分钟完成这样的操作？接受手术的患者需要多少壮汉压制才能不在嚎叫中逃离手术台？今天，享受着现代科技进步红利的我们很难想象这种没有麻醉的手术场面。

疼痛应该是手术操作给人的首要印象。说到疼痛，人们的口头禅"痛死了"并不完全只是夸张或一句玩笑话。身体遭受的创伤会通过神经末梢传向我们的大脑，我们会面色潮红、大汗淋漓、呼吸急促、心率加快、血压升高，这是我们自身对疼痛的应激反应，并且我们的大脑会分泌内啡肽（一种镇痛物质，作用类似于目前一种主流麻醉镇痛药物）来减轻疼痛感，然而作用有限。应激反应并不是我们身体的正常状态，而我们的身体也不能长时间承受应激状态，而最终可能使循环系统崩塌，导致疼痛性休克，甚至死亡，所以"痛死了"确有可能。

麻醉就是要打断应激过程，欺骗我们的大脑，进而让身体忽略伤害，仍然按照常态来工作，简单来说就是做手术不痛了。

最后来说说本章开头的截肢术，在那个年代，接受截肢术的患者的生存率很低，用"九死一生"来形容应当是比较中肯的。患者可能死于失血性休克、感染等不一而论，而疼痛及其引起的一系列不良反应必定是其中重要一环。为了让手术真正达到治病救人的目的，麻醉应运而生，而正是麻醉的进步才使得手术操作有了纵深的发展。

2. 局部麻醉与全身麻醉的区别

局部麻醉和全身麻醉的区别就像它们各自的名字一样直接明了，局部麻醉就是麻醉局部，全身麻醉就是麻醉全身。我们知道，身体遭受创伤时，通过创伤处神经末梢传向我们的大脑，大脑就感知到疼痛并作出反应。麻醉就是要打断这一过程，欺骗大脑。局部麻醉与全身麻醉的区别就在于各自作用的部位不同。

最开始发现的麻醉药物都是全身麻醉药，大家熟知的乙醚、笑气（N_2O）就

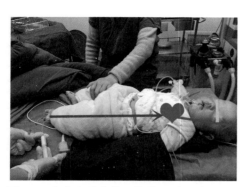

图 4-1　全身麻醉药物经静脉回到心脏，再由心脏泵出作用于大脑

是鼻祖，所以我们先说说全身麻醉。全身麻醉采取的是"擒贼先擒王"的策略，直指中枢，作用于患者的大脑。药物通过静脉注入或吸入到达血液，运送到大脑，大脑就进入休眠状态，关闭所有感知，对神经传递来的创伤信息不作反应，不会下达让身体应激备战的命令，身体就仍然常态运行。因为作用于中央最高感觉中枢，所以全身各部位都不感知疼痛了，但因为大脑休眠，患儿处于镇静沉睡状态（图 4-1）。

局部麻醉是通过在手术部位，或在支配该区域的神经走行部位上注射局部麻醉药物，让末梢神经及传导神经不能感知和传导伤害，大脑也就收不到这一区域的伤害信息了，而其他部位仍然正常工作。由于大脑工作不受影响，患者也就是清醒的。直接在手术部位注射局部麻醉药物的叫局部浸润麻醉（图 4-2），在神经走行部位上注射局部麻醉药的叫神经阻滞麻醉（图 4-2）。

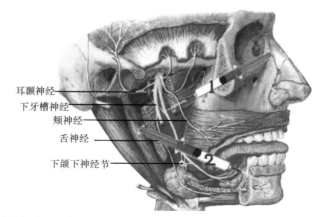

耳颞神经
下牙槽神经
颊神经
舌神经
下颌下神经节

图 4-2　局部浸润麻醉（注射器 2），阻断受伤区域末梢神经向大脑传递信息，麻醉区域较局限，只在浸润部位；神经阻滞麻醉（注射器 1），在神经枝干走行部位上阻断神经向大脑传递信息，作用区域相对广泛些，神经枝干支配区域均会受到麻醉作用。理论上整个神经枝干部位都可做神经阻滞，实际上麻醉医生会选择表浅部位操作（黄色线条示意神经）

3. 为什么唇腭裂患儿需要全身麻醉

唇腭裂患儿的手术部位相对局限，通过局部麻醉与全身麻醉的区别来看，理论上局部麻醉也是可以胜任的，为什么要全身麻醉呢？

首先，有过医院就医治疗经历的都知道，不要说做手术，就是打针、输液也让人紧张，更何况小朋友需要独自面对陌生的环境、陌生的人，还要接受手术，这种紧张害怕局部麻醉是没有办法消除的。

其次，成人可以配合手术医生保持同一姿势躺在手术台上一两个小时，但小朋友是很难做到的，更何况襁褓中的婴幼儿，局部麻醉下的患儿身体不断活动，会使手术难以进行。

最主要的是，局部麻醉的效果难以达到唇腭裂手术的要求，并有安全隐患。局部麻醉的优点是只作用于局部，但它的缺点也是只作用于局部，麻醉的范围局限而不确切，而现在常用的局部麻醉药物作用时间短，患者在术中常有疼痛感，以致手术医生需术中加用局部麻醉药物。而腭裂手术由于部位特殊，腭部牵拉会引起强烈的恶心呕吐反应，局部麻醉难以处理；腭裂手术术中出血，容易流入气管内，轻则引起呛咳、呕吐，影响手术操作，重则堵塞呼吸道，导致窒息死亡。全身麻醉由其自身原因决定需行气管插管，反而使患者呼吸道始终保持通畅，也没有任何咽喉反应。

因此，在唇腭裂手术中全身麻醉更适合、更安全（图4-3）。

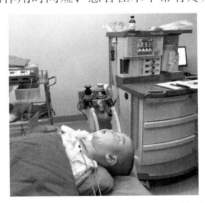

图4-3　气管插管的患儿，呼吸机维持呼吸

29

4. 全身麻醉对患儿的大脑有损伤吗，多次全身麻醉会影响身体健康吗

目前并没有确切的科学研究得出全身麻醉会影响身体健康的结论。目前所使用的主流麻醉药物大都代谢时间短，患儿术后能很快苏醒，体内药物残留极微，从药物代谢的角度来说，全身麻醉的作用会随着药物代谢消耗尽而终止。每年在美国有超过600万的儿童接受麻醉，其中大部分为全身麻醉，我国更是数倍于此，其中不乏多次全身麻醉手术的儿童。对于通过全身麻醉接受手术治疗而从病痛中恢复的患儿来说，这是医疗科技发展到今天，医者能够提供的最好的方法了。

5. 唇腭裂手术的全身麻醉，就是打一针吗

听说，有一种药物，只要从你鼻尖飘过，或放入水中让你喝上一口，就能让你失了心智，任人摆布。对不起，这是谣言，来自于以讹传讹。还有一种药物，在麻醉医生手中，只要给你打上一针，你就会平静地睡去，没有烦恼和疼痛，安静地接受令人痛苦的手术，直到术后一觉醒来。对不起，这是所有麻醉医生的梦想，来自于不了解麻醉的人的想象。

全身麻醉是要让大脑休眠并完全不能感知伤害信息，这需要强力的镇静、镇痛药物，而我们现今的科技远没有达到仅用一种神奇的药物就能完美解决所有问题的程度，即使综合使用多种药物也不能做到精准作用（图 4-4）。麻醉药不只是让大脑不感知疼痛，连带也关闭了大脑管理呼吸的功能，使得自主呼吸减弱甚至停止；它们还让大脑放弃了对心脏及外周循环系统的监管，让身体自主调节；并且让恶心呕吐变得活跃，而由于全身肌肉松弛包括关闭食管开口的肌肉，使得呕吐更易发生。当然还有其他的一系列附加作用，其中这几种最严重且对患者影响最大。

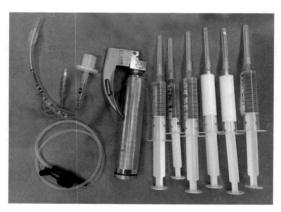

图 4-4　部分麻醉药物、插管工具

为了防止呼吸停止，需要术中由麻醉医生管理、控制呼吸，现代麻醉采用气管插管来解决这一问题，经口腔向气管内插入一次性导管，外接呼吸机进行通气代替自主呼吸（图 4-5）。待手术结束，麻醉作用削减，患者自主呼吸恢复良好，意识逐渐清醒时，麻醉医生再拔除导管（图 4-6，图 4-7）。为了稳定循环系统，麻醉医生全程监测患者心率、血压（图 4-8），并根据手术进程及患儿情况予以各种药物及输液调节。麻醉医生会要求患儿术前禁饮禁食，并在术中为患儿输注止吐药物来控制术中、术后恶心呕吐的发生。

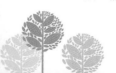

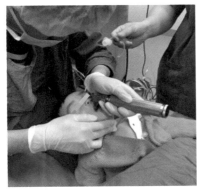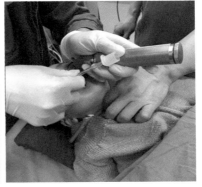

图 4-5 气管导管插管

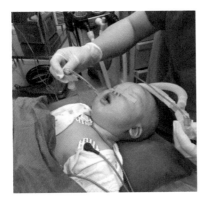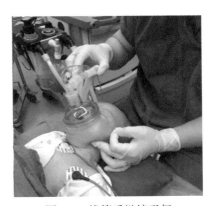

图 4-6 拔除气管导管 　　　　图 4-7 拔管后继续吸氧

　　当然还有其他一系列的操作，但不是每一位患儿都需要，我们就不一一讲述了，所以麻醉绝不仅仅是一针麻醉药，麻醉医生会在手术全程中默默地站在手术医生背后，保障每一位患儿手术中安全、平稳、无痛，麻醉医生是手术中患儿生命的守护神（图 4-9）。

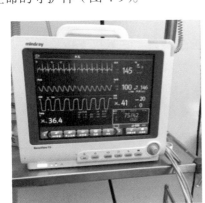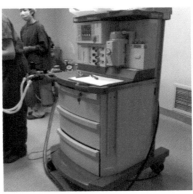

图 4-8 监护仪和麻醉机是麻醉医生的好朋友，是麻醉医生保护每一位患儿的武器

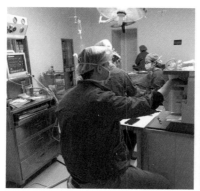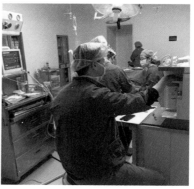

图 4-9　在手术医生背后默默守护患儿的麻醉医生

6. 唇腭裂手术全身麻醉有风险吗

麻醉发展了近 200 年，到今天已相当成熟，每年数千万人通过全身麻醉进行手术，从疾病中恢复，足见现代麻醉是比较安全的，但也不是说就没有风险，所有操作都有其风险性存在，只是大小而已。

上面我们说了，全身麻醉需要气管插管，平时我们喝水呛到时，会因为水对声门、气管的刺激产生剧烈的咳嗽，向声门气管插入一根管子的刺激就可想而知了（拔管时刺激同样强烈）。气道为了将异物排出剧烈咳嗽，甚至会出现喉头、气道的痉挛，于是出现了憋气的情况，如若得不到及时处理，就会缺氧窒息，进而死亡，风险极大。全身麻醉药物会抑制这些剧烈气道反应，让插管顺利进行，但小儿由于发育不完全，对异物刺激相对敏感，插管拔管时发生喉头、气道痉挛概率大增，如果还有感冒症状，气道更加敏感，因而不主张在感冒期间手术，需待患儿感冒症状消失，再行手术。

再说恶心呕吐，其危险性在于在麻醉状态或术后麻醉苏醒期间，患者意识不清，不能将呕吐物顺利排出口腔外，停留在咽腔的呕吐物很可能会进入气管，轻则引起肺炎、肺功能受损，需要强力抗感染甚至呼吸机支持治疗，重则阻塞气管，造成窒息、死亡。术前遵照医护人员要求，严格禁饮禁食能极大地减少此类风险，这也是全身麻醉如此重视禁饮食的原因。

当然，麻醉过程也会有麻醉药物过敏、插管造成黏膜损伤等风险，相对以上情况要易于理解，就不再详细说明了。

7. 手术麻醉前患者需要进行哪些准备

无论多么完善的方案，经历一场全身麻醉的手术治疗也如同进行了一场艰

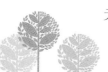

苦的体能比赛一样，让人筋疲力尽，所以保持身体的最佳状态来迎接手术会使术后恢复更加容易。同时，为了尽量减小麻醉风险，保障手术平稳，需要避免感冒症状，并做到术前合理禁饮禁食。下附美国麻醉医师协会（ASA）2017 年术前禁食指南（表 4-1）。

表 4-1　手术麻醉前建议禁食时间

禁食物质	最短禁食时间（小时）
清饮料、水	2
母乳	4
婴儿配方奶粉	6
牛奶等液体乳制品	6
淀粉类固体食物	6
油炸、脂肪、蛋及肉类食品	可能需更长时间，一般应≥8

第五章　唇裂的手术治疗与护理

1. 什么是唇裂的手术治疗

　　唇裂不像感冒发热，可以通过吃药打针来治疗，需要有经验的外科医生使用手术刀、手术针线等专门的工具，把唇裂的裂隙关闭，把中断的肌肉重新对接，同时尽量恢复鼻子嘴唇的外形，包括对称的人中、唇线，丰满的唇珠，端正的鼻子，对称的鼻孔。唇裂的严重程度有差别，一些畸形严重的患儿常常需要几次手术才能得到满意的外形，但第一次手术至关重要，如果第一次手术没有从根本上纠正畸形，甚至加重畸形程度，破坏正常的嘴唇的特征标志点，丢弃过多组织，这将会极大地增加后期再次手术的难度，可能最终遗留无法矫正的畸形，抱憾终生。

2. 什么时间可以进行第一次唇裂手术

　　第一次唇裂手术对患儿整个唇裂治疗的成功与否至关重要，因此不能简单地缝上裂口，而要恢复肌肉的连续性，恢复嘴唇鼻子的正常形态。一般第一次唇裂手术安排在患儿 3 月龄进行，这是考虑到这个时期的患儿已经度过了新生儿期，家长已经掌握患儿的喂养、作息规律，利于手术期间更好照顾患儿；其次，这个时期的患儿嘴唇较新生儿期已经生长了一段时间，唇部的特征标志点已经比较清晰，有利于手术者更准确地找到这些标志点并恢复它们；最后，如果患儿既有唇裂又有腭裂的话，这个时期顺利完成唇裂手术，休养 3～6 个月，也就是患儿 6～9 月龄，就可以进行腭裂修复手术，这样才能更好地保证腭裂手术的成功率。

3. 唇裂、腭裂可以一起做吗

　　一般情况下，如果一个唇腭裂的患儿出生就接受正规的序列治疗，那唇裂手术在 3～6 月龄完成，腭裂手术在 6～9 月龄完成，唇裂手术、腭裂手术分开进行，有助于通过唇裂修复后的上唇压力，使腭裂的前端裂隙自行靠拢缩窄，进而有利于腭裂修复手术的进行。另外，同期对小年龄的患儿行唇裂、腭裂手术，手术时间会延长，手术创伤会加大，增加了手术风险和护理难度。当然，对于大年龄的患儿，如 2 岁以上，生长发育良好，可以同时进行唇裂、腭裂手术，这样可以一次解决患儿外貌和语言功能的恢复，为患儿节约时间和经费。

4. 唇裂会影响患儿今后的说话吗

唇裂不会影响患儿今后说话。说话清楚是依靠患儿正常的听力、正常的语言中枢、控制与发音相关的器官（包括舌头、声带、腭、咽等），共同完成的。唇裂虽然嘴唇是裂开的，但即使不做唇裂修复手术，也不会影响正常说话。

5. 来医院手术应该怎么联系

患儿家属对入院流程了解甚少，常常担心到医院后因为没有床位，不能按期入院，怕错过手术的最佳时机。这种担心并非多余，而是很有道理的。直接来医院，是有些盲目，会给患方及医院都造成被动局面。一是不知道患儿是否适合手术，是否存在手术禁忌；二是确实经常存在没有床位的问题。华西口腔唇腭裂外科的床位长期处于饱和状态，很多大医院的床位都很紧张。因此我们建议：入院前应先预约床位，按预约日期来办理入院手续，可以确保入院。华西口腔医院唇腭裂外科为了方便患者，解除家长的后顾之忧，采取了多种方式预约床位。可以有以下方式：①打电话预约，可以预约一年内的床位，即孩子出生后诊断为唇腭裂就可以打电话预约手术时间，接电话的工作人员可以帮助您确定孩子手术的最佳年龄，以及入院前的准备；②微信预约，打开微信，搜索微信公众号"石冰团队"，关注后即可在线预约床位。

需要提醒家长的是：如果孩子在临近预约日期时，出现感冒、腹泻等症状，应马上打电话给医院，提前取消预约，以便医院及时调整，安排其他患儿入院。同时，重新预约入院日期。不必按原来预约日期来院。

6. 入院前患儿家长需要进行哪些准备

唇裂患儿手术年龄要求达到 3 月龄以上，体重在 5.5kg 以上，且近 2 周内无感冒、腹泻等症状；带上足够的奶粉，应是患儿平时进食的奶粉。在住院期间最好不要更换奶粉种类，以防止突然更换奶粉导致孩子的胃肠不适应，而出现消化不良性腹泻；对于母乳喂养的患儿，无须改变喂养方式，术后患儿仍然可以母乳喂养；入院时必须带上相应的证件，如医保卡、户口本、身份证以方便办理入院手续。

7. 入院前可以打预防针吗

很多家长关心手术前后是否可以打预防针，其实打预防针就是接种疫苗，疫苗是经过处理的无毒性的病原微生物，这种无毒性的病原体虽然不致病，但是注入人体后，人的免疫系统会动员人体来清除这些病原菌，这一过程中会产热，引起人体的多种反应和不适。因此，接种疫苗后的几天内，患儿会出现发热、食欲不振。一般在接种后 24 小时之内出现 38.5℃以下的低热，一两天后消退；其他的症状还包括皮疹、呕吐、四肢乏力、腹泻，这是接种疫苗的正常反应，多在 1～2 天自行恢复，通常不需要任何处理。适当休息，多喝温开水，注意保暖，防止继发其他疾病就可以了。但这段时间不是孩子的最佳生理状态，所以孩子入院前几天是不适合打预防针的，建议术前或术后间隔一周以上。

8. 唇裂手术的大致住院天数

华西口腔医院唇腭裂外科就诊患儿多，床位长期饱和。为加快床位周转，尽可能为更多的患儿服务，不断优化治疗流程，唇裂手术患儿大概需要住院 7～10 天。入院后先进行常规术前检查（包含术前查血、查胸片和心电图），术前至少观察 3 天的体温，保证患儿在最佳状态下手术，术后观察生命体征、伤口状况，在医生的全面评估后，患儿方可以出院，如果患儿在此期间因为检查不合格或有感冒等其他影响手术的因素，可能会延迟住院天数。有手术禁忌者本次不考虑手术，出院治疗合格后再入院手术。

9. 唇裂手术前需要进行哪些检查

患儿唇裂手术前的检查分两类，即入院前检查和入院后检查。

（1）入院前在家的常规儿童保健检查：这些检查包括患儿的体重、心脏、肺、肝脏等重要脏器的检查。

（2）入院后的检查：因为手术需要在全身麻醉下进行，全身麻醉会暂时改

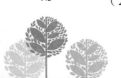

变身体的生理功能，如果身体本来具有某些疾病，会发生麻醉意外甚至危及生命。因此必须做一些必要的检查，了解患儿身体是否能够承受麻醉和手术。检查包括以下几项。

　　1）抽血检查：通过血液检查患儿肝脏、肾脏、血液系统是否正常。
　　2）小便检查：通过小便检查肾脏是否正常。
　　3）胸片检查：通过胸部 X 线检查肺、心脏是否正常。
　　如果需要，还可能会进行心脏彩超检查。

10. 哪些情况唇裂患儿应暂缓手术

　　下列情况下，患儿近期不适合进行唇裂手术。
　　（1）患儿体重低于 5kg，血红蛋白低于 100g/L。
　　（2）患儿处于上呼吸道、消化道、尿道感染期。
　　（3）心脏、肺、肝脏、肾脏等重要脏器有严重疾病。
　　（4）喉部、气管发育不全，影响麻醉插管。
　　（5）嘴唇周围有严重湿疹、皮肤感染破溃。

11. 有先天性心脏病的患儿可以做唇裂修复术吗

　　唇腭裂的患儿伴发先天性心脏病的情况比一般孩子伴发先天性心脏病的概率高，所以家长应该重视这个问题。一般来说，小的房间隔缺损、卵圆孔没有闭合不影响唇裂手术，但严重的心脏畸形，如室间隔缺损、法氏四联症，会大大增加麻醉和手术的风险，应该先治疗心脏的疾病，等心功能恢复后，再考虑修复唇裂。简单一些的判断标准是虽然心脏有小问题，但患儿的身高、体重正常，哭闹时嘴唇没有青紫，一般就可以承受唇裂修复手术。

12. 单侧唇裂患儿如何进行修复

　　简单来说，单侧唇裂的修复方法就是参照没有裂隙那一侧的嘴唇和鼻孔的形状，把裂开的那一侧的嘴唇、鼻孔恢复到和正常一侧对称的样子。手术先设计合适的切口，按照切口切开皮肤，像拼图一样，把嘴唇由于裂隙而移位的组织摆放到正确的位置，把上唇的外形恢复到唇峰平齐、唇宽对称、唇珠丰满的样子。同时将裂隙两边裂开的肌肉分离出来，缝合起来，使上嘴唇肌肉的功能恢复。再加上缝线的悬吊，把塌陷的鼻孔恢复到和好的一侧鼻孔对称（图 5-1，

图 5-2)。

图 5-1 单侧不完全性唇裂华西法整复术示意图

图 5-2 单侧完全性唇裂华西法整复术示意图

13. 双侧唇裂患儿如何进行修复

　　双侧唇裂不像单侧唇裂,有正常的嘴唇、鼻孔形态可以参照,需要医生根据患儿局部裂隙两侧组织的多少、裂隙的严重程度,把裂成三部分的上嘴唇重新缝合成一个完整的上嘴唇,同时这个新的上嘴唇具有对称的唇峰,丰满的红唇,瘢痕不明显,鼻孔宽度适中,有一个比较挺拔的鼻小柱。双侧唇裂两条裂隙把上唇分成了三部分,医生需要把两侧裂隙内的肌肉分离出来,缝在一起,这样才能形成可以整体协调运动的嘴唇,同时利用裂隙中间的组织形成合适的人中形态,这个人中宽度、长度合适,再利用裂隙两侧的红唇组织来形成新的红唇。还需要把塌陷低平的鼻小柱、鼻翼恢复,形成美观的鼻子、嘴唇形态(图 5-3)。

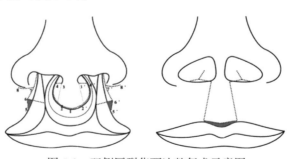

图 5-3 双侧唇裂华西法整复术示意图

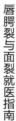

14. 手术后患儿会感到疼痛吗

伤口疼痛是一种令人不快的感觉，是人与生俱来的对损伤的反应。术后伤口肯定会有疼痛。疼痛的程度与伤口大小、手术部位等有关，与人的情绪密切相关，焦虑越严重，机体的痛阈越低，患者感到越疼痛。心理上对手术高度恐惧的患儿对疼痛的敏感性越高。3月龄的患儿，感觉神经系统尚远没有发育健全，对痛觉的敏感性远低于成人，但还是有一定的疼痛，却对疼痛无法用语言表达，对患儿疼痛的评估主要根据其行为表现：包括啼哭、表情、动作反应、身体姿势、活动、烦躁程度等，2002年第十届世界疼痛大会将疼痛列为继体温、脉搏、呼吸、血压之后的第五大生命体征，我们对患儿的疼痛进行治疗包括术后使用药物镇痛、播放音乐转移注意力、让最亲近的家长来陪伴患儿、放松治疗等，明显减轻了患儿术后疼痛。

15. 手术后哪些情况需要立即报告医生

唇裂手术后，如果出现下列情况，需要立即报告医生，以便医生及时处理，防止病情被延误。

（1）伤口出血：手术当天，伤口都会有一点点渗血，不用慌张，一般第二天渗血就会停止。但如果伤口明显的持续出血，或者迅速变得肿胀、青紫，说明伤口里有较多的出血，需要报告医生，医生检查出血部位，判断出血量，做出相应处理。

（2）伤口化脓：手术后伤口如果出现红肿，伤口有白色分泌物或黄色分泌物，不容易擦去，这是伤口感染化脓的表现，如果处理不当，可能造成伤口裂开。要及时报告医生，医生会给伤口换药、消炎、控制感染，去除坏死组织，促进伤口愈合。

（3）伤口裂开：如果患儿不慎摔到面部，可能导致伤口裂开，这时要及时告知医生，如有可能，医生会对伤口进行重新缝合。

16. 如何认识唇裂手术后的效果及变化

所有人都希望一次手术后，唇裂患儿的外形变得焕然一新，漂漂亮亮，但由于畸形的存在，裂隙两侧组织或多或少有量的不足，往往一次手术后，不能达到100%的对称。我们主要从唇的高度平齐、唇宽对称、唇珠丰满、鼻小柱端正、鼻孔对称、鼻唇的中线居中这几个方面来评价唇裂手术的效果。

唇裂手术后，鼻唇的外形会随着时间推移发生变化，这种变化可能是畸形自身生长的惯性，也可能是手术对畸形的矫正不彻底。医生应当在手术时考虑到时间的因素，第一次手术时，把中断的唇部肌肉恢复完整，使以后嘴唇的运动有助于鼻唇外形朝向正常的形态生长。

17. 唇裂患儿一般需要几次手术

除了畸形程度最轻的微小型唇裂一般一次手术就可以获得较满意的效果，其他大多数的唇裂都需要 2 次以上的手术，才可以最终获得满意且稳定的效果。3 月龄进行第一次手术后，随着时间的推移，患儿鼻子、嘴唇或多或少会表现出一些不美观，大概在 5 岁时，可以进行第二次手术，改善那些不美观的地方。随着时间的推移，如果鼻子还会表现出不美观，那在孩子成年以后，可以再做第三次手术，最终获得满意的鼻唇外形。

18. 手术后患儿的喂养方法

唇裂手术的伤口刚好在唇部，而患儿进食又必须经过唇部，进食会不会影响伤口的愈合呢？术后怎样才是正确的喂养呢？其实很简单，饮食上我们不改变喂养方式，也就是说，术前孩子进食使用的是勺子、奶瓶或母乳喂养，那术后也一样可以这样喂养，这是因为孩子在吸奶时，嘴唇的运动是"o"型，不是"e"型，并且吸奶时是用舌头包裹奶嘴或乳头用两侧脸颊用力，各位家长也可以观察到患儿的两侧脸颊大都非常的丰满，所以患儿躺着也能吃奶就是这个原因。吃奶时的用力并非是在唇部，所以不会影响唇部伤口的愈合。手术当天可以吃母乳、奶粉、乳类饮料、果汁、稀饭等。术后第二天起，可以吃软饭、面条、切碎煮熟的肉、菜肉粥、馄饨、菜泥、蛋糕、包子，少吃油炸、油腻及刺激性食物（表 5-1），食物要碎、烂、软，易消化、易咀嚼，煮烂至用小勺轻按即可粉碎的程度，温度以 35～40℃为宜，家长可以将食物滴在手背，用手背测试稍有温度即可。每次吃完均需要喝温白开水保持口腔清洁，温开水的温度在 25～40℃，3～4 餐/天。术后 4 周起即可正常吃东西，但要避免吃带刺或坚硬的食物，如啃骨头或吃硬饼等。

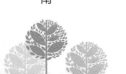

表 5-1　唇裂术后食物类型

食物类型	常用食物	温度（℃）	注意事项	时间
流质	母乳、奶粉、酸奶、果汁、蔬菜汁、鸡汤、鱼汤等各类汤类	35~40	—	手术当天
软食	软饭、面条、蒸蛋、菜肉粥、馄饨、菜泥、蛋糕、包子	35~40	食物煮烂至用小勺轻按即可粉碎的程度 避免吃带刺或坚硬的食物	术后第二天起，一个月

19. 手术后伤口的护理方法

唇裂手术后会有伤口渗血、伤口肿胀，一般来说，术后前一两天伤口都会有少量渗血。大部分的患儿术后会有哭闹，哭闹会导致伤口张力增加，伤口渗血也会增加，这时候家长们特别担心伤口会不会裂开。请家长放心，因为唇裂伤口是从里到外严密缝合 3~4 层，不会由于孩子的哭闹而导致伤口裂开。另外，术后唇部伤口及邻近组织肿胀，也常常让家长焦虑不安。伤口肿胀也是身体对创伤的正常反应，随着时间的延长，肿胀会逐渐减轻，约 2 周左右恢复正常。

怎样保持伤口清洁，也是家长特别关心的问题。颜面部的伤口因血运丰富，抗感染能力强，因此术后不需要使用消毒液来消毒伤口，我们采用无毒、无害、无刺激的医用生理盐水清洁伤口，更利于伤口愈合。具体的方法：先用生理盐水浸湿棉签，再用湿棉签清洗伤口以及伤口周围的皮肤，最后在伤口外涂抹具有消炎、保湿及祛瘢的药物（如硅酮敷料）（图 5-4）。

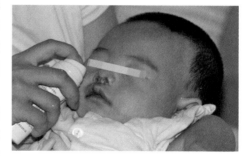

图 5-4　喷涂水剂硅酮敷料

硅酮敷料是一种水剂，术后第二天即可使用，伤口清洁干燥后，距伤口 5cm 喷涂，使水剂均匀覆盖伤口，3~5 分钟后自干成膜。建议家长也可清洗伤口，每天清洗伤口 2 次。为减少伤口张力及术后出血，应尽量避免患儿哭闹；避免碰伤和患儿自己抓伤，家长应看护好患儿，对年龄较小的患儿建议使用手肘制动器，可参考图 16-5，这样把手肘固定起来之后，孩子的手就不会抓到伤口；要进食温凉食物，进食后应用温开水漱口或喂食温开水，以保持口腔及伤口清洁。

20. 手术后鼻模佩戴的方法

很多家长都会问，患儿手术后需要戴鼻模吗？答案是肯定的，需要佩戴鼻模。

鼻模是依据鼻前庭正常形态而制作的医用硅胶制品（图 5-5）。

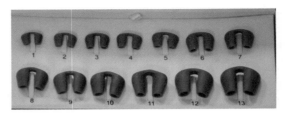

图 5-5　不同型号的鼻模

鼻模分各种不同的型号，根据手术后患儿鼻孔的大小选择合适型号。

在唇裂鼻畸形手术之后，戴上它，可以对抗手术瘢痕收缩，维持鼻部正常形态。它最主要的作用就是塑形。

手术中已将错位的组织重新塑造，鼻模可以维持手术塑造的鼻形态。

唇裂鼻畸形的鼻翼软骨形态不像正常患儿那样是拱形的，多为扁平状。而在患儿早期，鼻翼软骨是有可塑性的。打一个比喻，一棵小树，园丁可以把它的枝桠弯曲成任何形状，其实就是塑形阶段。树枝的韧性是很强的，但是经过长时间的塑形，它就会朝着塑形的位置生长，因此鼻子戴鼻模也是一个道理，靠手术来纠正鼻翼软骨的位置，配合戴鼻模，可以进一步改善鼻翼软骨的自然拱形，两种方法共同发挥作用，形成并巩固鼻的正常形态。以下简单介绍一下佩戴流程。

（1）准备用物：鼻模、凡士林、透气纸胶布、单孔打洞机、小棉棒（图 5-6）。

（2）将透气胶带裁剪成每段 3～4cm，视患儿的鼻形大小而定，并打孔备用（图 5-7）。

（3）将鼻模涂抹凡士林（图 5-8）。

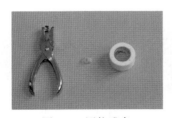　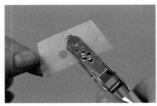　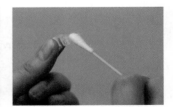

图 5-6　用物准备　　　　图 5-7　胶带打孔备用　　　　图 5-8　涂抹凡士林

（4）鼻模位置窄面朝上，宽面朝下，顺着患儿呼吸轻缓推入，先推入患侧，再推入健侧（图 5-9）。

（5）将透气胶带对准鼻孔贴上，固定于两侧鼻翼即可（图 5-10）。

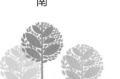

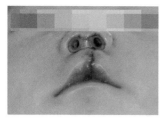
图 5-9　戴鼻模

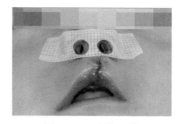
图 5-10　胶带固定

鼻模的型号从小到大依次分为 1～13 号，根据患儿术后鼻孔大小来测量适合哪个型号的鼻模，一般合适的鼻模戴上后会感觉有一点紧，或是戴上鼻模后能看见鼻孔外缘一圈稍微泛白就合适了。

（6）注意事项：术毕即佩戴鼻模，患儿初戴的时候会不舒服，会有哭闹的现象，但每个患儿的情况不同，都需要有一段适应期。佩戴时间一般为 6～12 个月。一般来说，患儿刚开始都不肯戴鼻模。但大部分的患儿都可以戴到 1 岁左右，而追踪观察发现，1 岁左右的鼻孔变动情况最大，如果不继续戴，患侧的鼻孔便会塌陷，畸形逐渐加重。所以坚持佩戴是非常重要的。在佩戴鼻模的期间，鼻模可能会经常脱出，这是鼻模小了太松的缘故，提示需要更换鼻模尺寸，在第一次唇裂手术后到 1 岁之间，需要更换大一点的鼻模，一般需要更换 2 次左右，每次不一定是增大一号，有可能需要增大 2～3 号。要注意鼻模主要的作用是支撑鼻形状，因此大小一定要合适，太大、太小都起不到应有的效果，所以在更换鼻模型号时尽可能来医院测量。鼻模应每天取下清洗 3～4 次，用温开水清洗，鼻模洞可用棉签清洗；鼻腔分泌物过多，如流鼻涕时可随时取下或暂停佩戴。

21. 术后感冒流涕污染伤口怎么处理

手术后因身体抵抗力降低，部分患儿会有感冒流涕，鼻涕容易污染到唇部伤口，家长特别担心伤口感染。其实，即使被鼻涕或者食物污染，唇部伤口感染的概率还是比较低的。当然，伤口污染后会增加感染的机会，保持伤口清洁更有利于伤口的愈合。手术后伤口的护理还是非常重要的。在医院，手术伤口主要由医护人员进行专业护理，回家还需要家长进行家庭护理。手术后鼻涕多时，应加强清洁伤口的频率（每天 5～6 次，使用具有隔湿效果的敷料），避免鼻涕直接污染伤口，再就是全身的对症治疗，吃一些减少鼻涕分泌的感冒药。

22. 手术后要拆线吗

手术后伤口的缝线要不要拆呢？拆线时会不会痛呢？拆线需要打麻药吗？

这是每个唇裂手术后家长都要问的问题。在华西口腔医院，唇裂手术伤口的缝合都是使用可吸收缝线，手术中医生会根据伤口情况选择不同类型的可吸收缝线，快吸收皮肤缝线在术后4～5天就开始吸收，1～2周缝线自动脱落，皮肤表面多用快吸收皮肤缝线；慢吸收皮肤缝线在术后2个月自动脱落，多用在红唇部、口腔内、鼻腔内隐蔽的部位。快吸收缝线避免了拆线时的疼痛与紧张，家长们也可以放心。

23. 唇裂术后的复诊内容与时间安排

关于复诊，很多家长在这方面有误区，认为术后效果好，不需要手术了，就不用来复诊了；认为复诊不是治疗，对畸形改变没有多少帮助，加之离医院较远，怕麻烦也不来复诊。其实复诊很重要，是患儿序列治疗的重要组成部分之一。复诊可以及时了解患儿唇鼻形态的生长发育和变化情况，及时调整治疗方案，在最佳的时机，采取合适患儿的个性化治疗，才能取得最理想的效果。复诊内容包括：唇部外形形态、鼻形态、瘢痕的大小及患儿和家长的诉求，唇裂术后半年到一年来医院复诊。复诊可以及时让医生了解病情变化，以便医生有针对性地给予治疗建议。即使不用手术了，也需要复诊，医生可以给家长做唇裂的远期康复指导。例如，瘢痕按摩，对减轻手术瘢痕，防止因瘢痕收缩而继发唇、鼻畸形，对最终产生的手术效果都有一定的帮助，是唇裂综合治疗的重要内容。

24. 减免手术费的申请流程

唇腭裂手术可以申请手术费用部分减免。华西口腔医院是慈善基金会的定点医院，可以针对唇裂、腭裂和牙槽突裂的患儿进行手术费的减免。申请减免的手续相对简单，在您办理入院的同时，护士站负责入院的护士就会给您一份慈善基金申请表，只要填写了这份申请表就可以了。

25. 医保报销流程及出院时需要准备的资料

唇腭裂手术治疗已纳入国家大病医疗保险，部分费用可由国家报销。但应注意报销有一些限制：①户口在四川省内，同时购买了城镇居民医疗保险（成都市少儿互助金）、新型农村合作医疗保险的患儿，在联网成功后，可在我院直接报销住院费用；②户口在四川省外的，在华西口腔医院治疗的费用，在出院后拿上相关报销证明回当地医保中心报销。目前我院社会医疗保险（简称医保）已全省联网，因此四川省内的患者入院时在入院处要出示所买医保的相关证件、户口本进行联网，联网后会在入院证上标注所买医保的类型，医保即办理成功。出院时只需要带上出院病情证明、医保相关证件及户口本、病历资料、费用清单等，在医院的医保办公室进行结算审核即可。如果在入院初未办理医保的相关手续，后期将无法补办，出院后当地医保将不能报销。

另外，唇腭裂疾病也纳入农村居民重大疾病医疗保障范围，只要是四川省内参加新型农村合作医疗保险，并且第一诊断为唇腭裂患儿，实施唇、腭、唇腭裂修复术可实行单病种定额付费，也就是说患儿在定点救治医院进行手术，其住院费用由新农合基金支付定额标准的 70%，个人自付定额标准的 30%。华西口腔医院已被列为农村居民重大疾病医疗定点医院，符合上述要求的患儿在入院时即可提出申请，填写四川省重大疾病医疗保险申请表并纳入临床路径，从入院、手术、出院整个过程符合临床路径的患儿，出院时带上四川省重大疾病医疗保险申请表在医院的医保办公室进行结算审核即可。

26. 唇腭裂患儿错过了手术的最佳年龄有什么影响，错过后该怎么办

家长们比较关注的一个问题就是孩子手术的最佳年龄，唇腭裂患儿要获得理想的治疗效果，必须进行序列治疗。医生会根据患儿的生长发育、语音、颌骨发育等情况综合考虑，制订手术方案，确定手术时间。例如，唇裂一般在 3～6 月龄手术，综合考虑了患儿生长发育、对手术的耐受性、麻醉的安全性、家长的迫切要求等情况，6 月龄后行唇裂修补术，并不会影响手术效果，伤口瘢痕也不会变得明显；但腭裂手术，最佳手术年龄是在 8～18 月龄，2 岁以后手术术后的语音恢复不良的概率增加。不同的问题对手术时机的要求有所不同。如果错过，抓紧时间来院治疗就行了。另外，手术方法和手术医生的技术在一定程度上也可以弥补因错过最佳手术年龄所致的影响，家长不必自责和焦虑。

第六章　唇隐裂的手术治疗与护理

1. 唇隐裂什么时候做手术

　　唇隐裂又称微小型唇裂，是一类畸形程度比较轻的唇裂。它比普通唇裂的畸形轻微，可以有下面一种或几种表现：唇线不齐、红唇长入皮肤、红唇缘有小豁口、上唇皮肤凹陷，还或多或少伴有鼻子的畸形。对伴有红唇形态不正常的唇隐裂，建议还是应当和普通唇裂一样，在孩子3～6月龄时修复，以便及时纠正错位的唇部肌肉，避免畸形加重（图6-1，图6-2）。

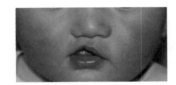　　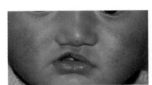

图 6-1　某唇隐裂患儿 10 月龄时外形　　图 6-2　未做手术的同一患儿，18 月龄时唇部畸形加重

2. 唇隐裂比普通唇裂好修复吗

　　唇隐裂比普通唇裂既好修复又不好修复，其原因如下：

　　（1）好修复是和普通唇裂相比，唇隐裂没有明显的裂隙，唇部组织足够，手术不需要考虑怎样移动组织来封闭裂隙，同时手术没有张力影响伤口的愈合。

　　（2）不好修复是因为唇隐裂本身的畸形轻微，家长对手术期望很高，手术后效果的微小瑕疵，都会引起家长不满意。同时，唇隐裂的手术都在极小的切口下进行，手术者需要深刻理解唇隐裂畸形的本质，并在极小的手术空间里，完成对整个鼻子、嘴唇内部肌肉的复位重建，因此手术操作比较困难。

3. 什么是修复唇隐裂的内切法

　　不同于普通唇裂在皮肤做切口的修复方法，内切法是指不在皮肤做切口，而在红唇及口腔前庭黏膜做切口，通过这些隐蔽的切口，修复唇隐裂。通过我们长期的观察发现，内切口虽然不在皮肤上做切口，但在黏膜和肌肉的剥离范围大，造成的组织损伤会引起黏膜下广泛的瘢痕增生，最后出现红唇肥厚，同时，内切法无法纠正唇峰过高、唇线不齐，不能彻底纠正鼻子的畸形，内切法不是一种优秀的针对唇隐裂的手术方法。

4. 什么是修复唇隐裂红唇的小切口法

红唇小切口法是指根据唇隐裂唇线不齐的程度、红唇长入皮肤的多少，从起于红唇上方几毫米的白唇皮肤至红唇游离缘做切口，通过在上唇皮肤下制作隧道的办法，矫正鼻翼塌陷、鼻小柱偏斜和人中嵴不显等畸形。根据唇隐裂的不同情况，可以设计不同的红唇小切口，以取得良好的手术效果（图6-3）。

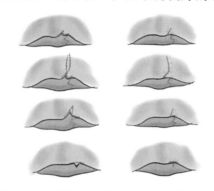

图 6-3　红唇小切口修复唇隐裂手术示意图

5. 唇隐裂都能用内切法修复吗

不都能用内切法修复。对于唇线不齐、红唇长入皮肤的唇隐裂患儿，如果不在皮肤做切口，单纯靠肌肉的调整，不能纠正原来的畸形。内切法只适用于某些仅仅白唇皮肤凹陷，鼻子扁平的患儿。

6. 唇隐裂的鼻畸形可以通过红唇小切口进行修复吗

可以。虽然从外观上看，小切口很微小，但通过配合红唇黏膜的切口，可以像挖隧道一样，到达鼻小柱、鼻翼的位置，纠正错位的肌肉，把扁平宽大的鼻子修复美观。

7. 唇隐裂皮肤切开修复后的瘢痕比原来皮肤上的皱褶、印迹好看吗

红唇小切口在设计上会尽量减少在皮肤切开，切开的位置会参照正常的人中，同时手术以后皮肤没有张力，不容易形成明显的瘢痕，轻微的痕迹正好模拟了人中形态。除了极少数瘢痕体质的患儿，皮肤切开后遗留的轻微瘢痕比原来的皮肤畸形好看。

8. 唇隐裂修复后为什么唇峰又上提了

唇隐裂修复后唇峰上提有两个原因：第一，手术设计不当，对于手术前本身就有唇峰高的唇隐裂患儿，一味追求皮肤不做切口，仅仅依靠皮肤自身弹性，将唇峰硬拉低，手术当时看似唇峰平齐，随着皮肤弹性的消失，唇峰又恢复原来过高的样子；第二，手术后瘢痕的牵拉，有一些患儿，术后瘢痕会比较明显，瘢痕组织都有一定的收缩趋势，如果患儿瘢痕收缩明显，那手术时恢复的平齐的唇峰，就会因为瘢痕的收缩牵拉而造成唇峰上提。

9. 唇隐裂患儿需要术前佩戴鼻模矫正鼻畸形吗

48

唇隐裂患儿鼻畸形比普通唇裂鼻畸形一般都轻微，手术前使用鼻模矫正鼻畸形，一来效果不确切，二来增加家长的负担，不正确佩戴鼻模甚至会增加鼻子畸形程度。而唇隐裂患儿的鼻畸形是可以通过3～6月龄手术时得到比较彻底有效的矫正，手术后视情况使用鼻模对鼻形态进行辅助维持。所以唇隐裂患儿不需要术前佩戴鼻模矫正鼻畸形。

10. 唇隐裂患儿的鼻畸形手术矫正后，还会变歪斜吗

唇隐裂鼻畸形手术矫正时，医师会考虑把鼻子周围的组织都恢复到正常的位置并且牢固的固定，以希望获得美观而稳定的鼻子形态。手术后鼻子的宽度一般不会变化，能够保持手术后的样子，不会再变得歪斜。而鼻子的高度，往往由于患儿自身鼻软骨畸形、扭曲及生长潜能的不足，会有一定程度的塌陷，这需要患儿长大后，再彻底矫正鼻畸形。

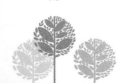

第七章　腭裂的手术治疗与护理

1. 什么是腭裂的手术治疗

　　腭裂患儿由于先天腭部裂开，导致无法正常的说话、吞咽，甚至影响听力等，腭裂手术的主要目的是手术医师在全身麻醉下，通过外科手术的方式尽力帮助患儿恢复腭部的正常形态，改善腭部的生理功能，为患儿的正常吸吮、吞咽、语音、听力等生理功能恢复创造必要条件。主要手术方式有兰氏手术、两瓣法腭裂修补术、Furlow 手术、Sommerlad 手术，以及华西口腔医院创新的 SF手术。通俗理解腭裂修补术是手术医师通过外科手段把漏的天花板补起来，所以四川人民俗称"补天堂"（图 7-1）。

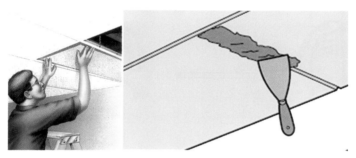

图 7-1　"补天堂"

2. 什么时候可以进行第一次腭裂手术

　　因为传统手术的松弛切口会明显影响患儿的上颌发育，所以手术医师在权衡手术必要性与负面影响的情况下，一般选择 9～12 月龄，体重达到 9kg 为患儿进行初次腭裂手术，SF 腭裂手术因为尽力避免了松弛切口，初次手术时间可以提前到 6～9 月龄，但手术前患儿还应满足以下条件：3 个月内无肺炎史；手术前 1 个月内无上呼吸道感染史；入院前无咳嗽、流涕、发热、腹泻等身体症状（图 7-2）。此年龄行腭裂手术，有助于患儿可以比较自然地学习说话，有利于养成正常的发音习惯。

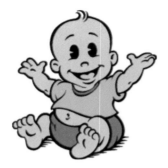
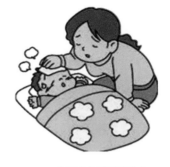

健康患儿可以手术　　　　　　　生病患儿不可以手术

图 7-2　满足要求的患儿可以手术

3. 手术前患儿家长需要进行哪些准备

首先在思想上要充分信任你选择的医院和医生，完全听从医护人员的安排，积极配合，而不要带着怀疑的态度，用从百度或别的患儿家长那得到的认识，挑剔医护人员的行为。因为有些医疗行为本身会因医院和因人而异，再加之患儿的病情和身体条件，伤口愈合能力等有一定的差异，所以，切忌用常规商品消费的观点要求医护人员对每一例患儿治疗过程和效果的一致性。

另外，在对腭裂的治疗效果评判上家长要与医护人员一致，那就是通过手术既要恢复患儿的正常语音能力，又要避免手术操作对面形生长的不利影响，而这些效果的好坏需要 3～5 年才能观察得到，绝不仅仅是把术后伤口延迟愈合中所出现的糜烂和凹陷的暂时性的现象当做判断腭裂术后效果的标准。

在物品准备上，最好事先通过网站或咨询电话，与住院科室取得联系咨询，一般医院都准备了生活必备品，无需自行准备。

当然，如果患儿既往有过手术或全身性疾病治疗史，最好将检查结果及出院证明一并带上，可以减少一些重复检查，也有利于医生全面、准确地掌握病情。特别需要提醒家长，不要因急于手术而隐瞒病情，隐瞒病情会遗留潜在的隐患，未及时处理将存在风险，严重时可能危及患儿的生命。

4. 腭裂手术前需要进行哪些检查

因为腭裂手术在全身麻醉下进行，为了保证患儿安全，手术医师需要对患儿进行全面的健康检查，包括一般发育状态（如体重、营养状况），心肺功能，有无身体其他脏器或肢体畸形，检查手术中重要的风险因素，如胸片（检查是否有肺部感染），血常规、血生化、凝血等（检查患儿是否有血液疾病、代谢和凝血异常），具体请遵医嘱（图 7-3）。

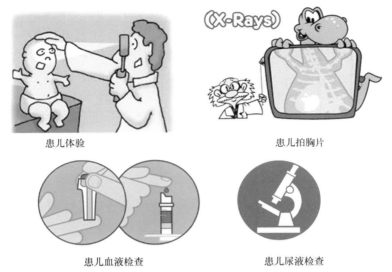

患儿体验　　　　　　　　　　　　患儿拍胸片

患儿血液检查　　　　　　　　　　患儿尿液检查

图 7-3　患儿相关检查

5. 为什么腭裂的患儿会有听力问题

因为耳内的中耳到咽部，有一条通道为咽鼓管，咽鼓管的功能可以让中耳的分泌物引流到咽喉中，维持鼓膜内外两侧的压力平衡，而腭裂患者的腭部肌性损害，使得咽鼓管咽口开闭合功能异常，中耳产生负压，所以经常有中耳积水，又称分泌性中耳炎。其症状主要是听力减退或耳内肿胀感。发生感染时，口腔内细菌会顺咽鼓管进入耳内，则变成化脓性中耳炎，鼓膜受损程度会更加严重，会造成永久性听力损害（图 7-4）。

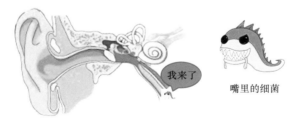

我来了　　嘴里的细菌

图 7-4　细菌从口腔进入耳内

6. 一般什么时候进行听力检查与治疗

一般出生时即可做听力检查，若筛查不通过，可等到其 45 天时，行复查，复查不过时，可过 3 个月再次复查，再不通过可 6 个月时复查，要是此时还不

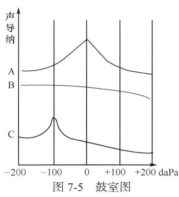

图 7-5　鼓室图

通过才能确定听力有损害。

若患儿的听力检查中显示：鼓室图（图 7-5）为 B 型或 C 型，且鼓室压超出 ±100daPa。患儿进行腭裂手术时，采取鼓膜切开探查方法，抽出中耳内的积液。

7. 腭裂患儿哪些情况应延缓手术

（1）患儿存在全身性疾病，如先天性心脏病、血液系统疾病，经评估后不能耐受全麻手术者。

（2）患儿 3 个月内存在肺炎史，肺部听诊仍闻及啰音，1 个月内存在上呼吸道感染史或入院时有咳嗽、流涕、发热、腹泻等上呼吸道感染症状。

（3）患儿下颌发育欠佳，小下颌（图 7-6），或喉软骨发育不全，大大增大了全身麻醉插管的难度，而且容易造成术后上呼吸道梗阻，不易接受全身麻醉手术，年龄越小，发育越差，全身麻醉及手术安全性越差。

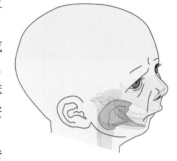

图 7-6　下颌发育不足

（4）患儿生长发育迟缓，体重严重不达标，营养状况差，不利于术后伤口生长恢复。

8. 腭裂患儿如何进行手术修复

腭裂患儿均采用全身麻醉，一般为经口腔气管内插管，手术医师根据患儿的具体情况采用不同的手术方式。

均以单侧完全性腭裂绘制示意图，如兰氏手术示意图、Furlow 手术示意图、Sommerlad 手术示意图、SF 手术示意图（图 7-7～图 7-10）。

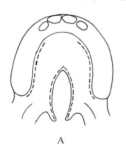
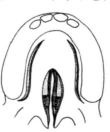
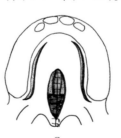
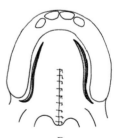

A　　　　　　　B　　　　　　　C　　　　　　　D

图 7-7　兰氏手术示意图

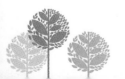

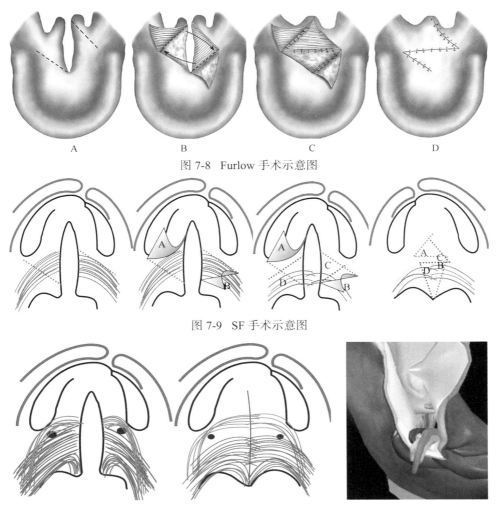

图 7-8　Furlow 手术示意图

图 7-9　SF 手术示意图

图 7-10　Sommerlad 手术示意图

9. 手术后哪些情况需要立即报告医生

（1）术后观察患儿的胸腹部呼吸起伏平顺，其频率应在 20～30 次/分，口唇颜色红润，患儿心率在 100 次/分左右，血氧饱和度（SPO_2）在 95% 以上，如有呼吸急促、呼吸费力、口唇发乌，应及时报告。

（2）注意观察患儿伤口和口腔、鼻腔有无鲜红色出血，出现出血不止时应报告。

（3）若患儿腭部有碘仿纱条、止血纱布、明胶海绵等填塞物，注意观察固定情况，若有脱落或脱落趋势，应及时报告。

（4）患儿可以进食后，注意观察有无呛咳，有时应及时报告。

10. 如何认识腭裂手术后的效果及变化

　　腭裂修复后效果不仅仅是表现在对裂隙进行封闭，还应该包括使软腭延长，只有如此，才能既最大限度地重建患儿在发音时的口鼻腔分隔，又不抑制患儿的上颌骨生长，也就是尽可能避免二期做颌骨矫正的手术等。目前除 SF 手术外，其他术式尚难以同时达到上述目标。做完腭裂手术后患儿的伤口表现也不一致。对于伤口愈合的反应，不排除因个体差异，有糜烂、发白、出现小孔等延期愈合的情况，对此也不必过度担心，据我们观察，绝大多数情况，此类伤口可慢慢愈合，时间可能长达三个月甚至半年；若不能完全愈合，则出现腭裂手术的常见并发症：腭瘘，此种情况也需要进一步评估是否影响患儿进食及语音，只有在对发音有影响时，才需要再次手术修补腭瘘。有患儿家属反映患儿术后和术前一样，仍有鼻腔反流情况，这一现象也确实存在，因为术后刚刚恢复关闭腭部裂隙，患儿在吞咽时尚不能完全适应，应给患儿一段适应时间。在手术后 1 年期间，手术效果都处于非稳定期，大可不必因为患儿个别音不清，或觉得术前术后没太大变化，而着急就医和再次手术。

　　患儿开始说话时，主要发出"爸爸""阿姨""弟弟""婆婆""兔兔"等声音，如果这些能清楚地说出来，即反映腭咽功能恢复良好。颌骨生长方面主要观察前牙咬合情况，如果出现"地包天"，则需要联系医生了。

11. 影响腭裂手术效果的因素有哪些

　　患儿手术的年龄可以明显影响手术后的发音效果，年龄越大，效果越差。裂隙的宽度无疑也是影响手术效果的重要因素，裂隙越宽，效果越差。软腭组织的发育程度，也会影响术后发音的效果，发育的越薄弱，效果越差。另外影响手术效果的重要因素就是手术方法，华西口腔医院创新的 SF 手术同时实现了软腭长度延长、腭帆提肌解剖重建、免做上颌硬腭松弛切口，使得术后发音效果明显提升的同时，而且不再明显影响患儿上颌骨的生长发育，使患儿术后反𬌗的发生率和反𬌗程度也大大降低。

12. 小下颌牵张矫治术后修复腭裂的时间

　　应在完成牵张矫治术后至少一个月，且符合其他腭裂的手术指征及入院条件。

13. 腭裂患儿一般需要几次手术

一般需要 1~2 次。腭裂初期修复后复诊时，视患儿语音评估结果，决定是否需行二期手术。目前国内报道，在 6~9 月龄完成腭裂整复术后的语音恢复正常率可达 95% 以上。对于一期手术后，存在发音漏气的患儿，需要在语音评估的基础上，行腭再成形术或咽成形术，至于具体做哪种手术，还需根据语音评估结果确定。

14. 手术后患儿的喂养方法

腭裂患儿虽然腭部有裂隙存在，但仍然鼓励母乳喂养或奶瓶喂养（图 7-11）。在以前为配合腭裂手术要求患儿手术前 3 个月练习汤勺喂养，随着腭裂手术术式的改进，现今腭裂手术术后可不改变喂养方式，也就是说手术前母乳喂养，手术后也可以直接母乳喂养；手术前奶瓶喂养，手术后也可以奶瓶喂养。手术当天

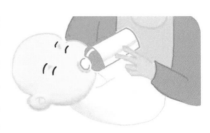

图 7-11　奶瓶喂养

可喝白开水、奶粉、牛奶、蔬菜汁、果汁等，术后第 2 天起可吃肉粥、米糊、菜泥、面条、蛋糕、馄饨等，只要食物是软的、不硬的、不需要过分咀嚼的食物均可，术后第 4 周起即可正常吃东西，但要避免吃带梗或过硬的东西，如不能吃硬的苏打饼干、锅盔等。所有食物均不宜过烫，以 35~40℃为宜，家长可以将食物滴在手背上，用手背测试，稍有温度即可，不能太烫，以免刺激伤口。

15. 手术后伤口的护理方法

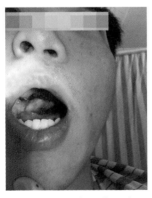

图 7-12　腭裂术后伤口渗血

腭裂手术当天，鼻子或嘴里会有少量的带血液体流出来，家长们不用慌张，这是正常现象，因为手术时患儿是平躺的，当术后患儿坐、立或咳嗽时，体位改变，压力改变，积存于鼻子及嘴里的血性液体便会流出，一般术后第 2 天这种现象就很少了（图 7-12）。腭裂手术后有的患儿会出现睡觉打鼾的现象，这与腭部裂隙封闭、伤口水肿等有关，一般在术后 1 个月左右便会消失。

如果腭裂术后有较多的鲜红色血液从嘴里吐出，或者有的患儿会不自觉的一直使劲吞口水，或者患儿

张嘴时可见口内腭部或咽喉壁处有血液，出现以上情况都意味着伤口很可能有出血，须及时告知医护人员。

术后除了仔细观察伤口、正确喂养，口腔卫生也是伤口愈合的关键内容。通常情况下，要求 5 岁以下患儿在每次吃完东西后多用温开水漱口以保持口腔清洁，要求每次漱口后张嘴观察，伤口处应无食物黏附；≥5 岁的患儿，用具有抗菌、保护口腔黏膜的漱口液常规含漱漱口，为让药物在口腔内多保持一会儿，漱口液应在口内保持约 30 秒，漱口液漱完后，不需再用温开水漱口。术后可以刷牙以保持口腔清洁，但需注意不能让牙刷戳到伤口。必要时医务人员会用棉球清洁口腔。

腭裂术后 6 个月内，可能仍然会有喝水从鼻腔流出来的情况，一般术后 6 个月后会慢慢好转。

16. 手术后什么时候检查患儿的发音情况

小于 3 岁的手术患儿，一般建议 3.5 岁时复诊；大于 3 岁的手术患儿，一般建议半年至一年后复诊。

17. 腭裂术后的复诊内容

腭裂术后的复诊内容包括：①观察伤口愈合情况；②检查有无腭部瘘孔；③了解瘢痕分布形态；④观察软腭形态与动度；⑤语音师用语音测试字表测试发音情况，了解腭咽闭合状态和有无发音习惯异常情况；⑥对 5 岁左右的患儿，还将用鼻咽显微镜检查腭咽闭合情况；⑦安排拍摄头颅侧位片，了解上下颌骨生长发育情况；⑧取牙颌模型，分析咬合分类；⑨拍摄面部三维照片，分析软组织的变化情况等。上述检查与资料的收集，不仅有利于医生的即刻分析，而且为患儿今后的复查对比和治疗计划，留下了宝贵的依据。

18. 为什么腭裂手术后有的伤口还会有一个小洞

由于腭部裂隙太宽和周围组织先天不足，或术后伤口护理不当，造成伤口愈合不良，可能会出现创口糜烂，伤口不能完全愈合，引起凹陷或有小的孔洞，甚至口鼻腔穿通等，医学称为腭瘘。腭瘘的最终形成一般需在术后半年左右才能确定，二期腭瘘还会随患儿的生长逐渐收缩变小，甚至消失。除非明显影响

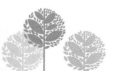

发音的腭瘘需在术后一年修复外，其余的腭瘘均可继续观察。

19. 做了腭裂手术后为什么打鼾明显

手术医师将裂隙关闭后，为了患儿获得良好的说话能力，往往会尽力缩小咽部，术后组织肿胀，再加上全身麻醉手术，经口腔气管插管，喉部及咽部水肿，腭部和咽部贴合，容易造成患儿术后打鼾。这在一定程度上，也反映了术中软腭延长明显，为发音可能创造了较好的条件。这种现象一般随着伤口水肿的消失等，也会逐渐好转和消失。

第八章　牙槽突裂的手术治疗与护理

1. 什么是牙槽突裂的手术治疗

　　牙槽突裂会导致患儿从牙床到鼻底的骨头裂开、口鼻相通、牙齿不齐、鼻翼塌陷等畸形，手术医师通过骨移植的方式希望能够连接两侧断骨如同修墙（图8-1），封闭口鼻瘘，同时为修复塌陷的鼻翼、正畸排齐牙弓提供帮助。

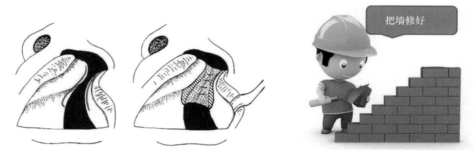

把墙修好

图 8-1　牙槽突裂的手术治疗如同"修墙"

2. 什么时候可以进行第一次牙槽突裂手术

　　牙齿萌出时间是手术医师考虑的重要因素，侧切牙和尖牙萌出的时间是两个重要的手术时间点（7～11 岁）（图8-2），大多在 9～11 岁尖牙萌出前植骨。但最近不少研究发现年龄小时的植骨可以增加手术成功率，所以也有单位已将牙槽突裂植骨年龄放在 7～8 岁进行，即上颌中切牙替换后即可考虑此手术。

3. 手术前患儿家长需要进行哪些准备

　　手术前一定要保持口腔清洁，手术前 2 天可以口服抗生素以增加抗感染的能力。

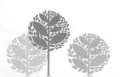

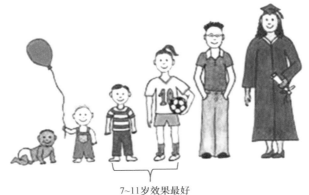

7~11岁效果最好

图 8-2　牙槽突裂手术治疗的最佳年龄

4. 牙槽突裂手术前需要进行哪些检查

因为牙槽突裂手术在全身麻醉下进行，为了保证患儿安全，手术医师需要对患儿进行全面的健康检查，包括一般发育状态（如体重、营养状况），心、肺功能，有无身体其他脏器或肢体畸形，检查手术中重要的风险因素，如胸片检查（是否有肺部感染），血常规、血生化、凝血等（检查患儿是否有血液疾病、代谢和凝血异常），具体请遵医嘱。

5. 哪些患儿牙槽突裂植骨术前需要正畸治疗

（1）手术前发现患儿的牙弓拥挤，或者裂隙两侧的牙弓有前后向较大落差（图 8-3），可在术前进行扩弓矫正治疗，以改善条件，为手术提供方便。

（2）裂隙两侧牙齿排列不整齐，或阻挡裂隙，影响手术翻瓣或植骨效果（图 8-4）。

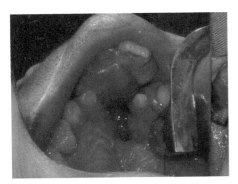

图 8-3　牙弓有前后向较大落差

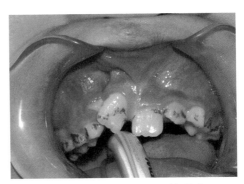

图 8-4　裂隙两侧牙齿阻挡裂隙

6. 哪些情况牙槽突裂患儿应延缓手术

（1）患儿术前身体检查有异常。

（2）患儿牙齿或牙弓条件暂不适合植骨，需先行术前正畸。

（3）患儿上颌中切牙尚未替换。

（4）患儿裂隙两侧牙齿有龋坏、根尖炎症或牙周炎症，需先行内科治疗。

（5）裂隙两侧乳牙残冠残根，或阻挡裂隙，需要拔除。

（6）有慢性或过敏性鼻炎者应先行相关治疗，以防术后植骨区感染。

7. 牙槽突裂患儿如何进行修复

牙槽突裂主要是采用手术修复的方法，手术由两组医生完成，一组取患儿本人的髂骨内的颗粒骨松质 3ml 左右，另一组切开暴露裂隙区，将骨颗粒填满裂隙。有些患儿植骨后，特别是双侧牙槽突裂植骨后，需要用上下牙列之间的殆垫 1～3 个月，以减少上下颌碰撞，增强前颌骨的稳定性，或行上颌牙列固定结扎，保证植骨区骨的稳定性（图 8-5），促使骨的愈合。

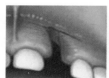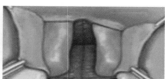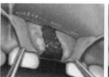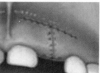

图 8-5　牙槽突裂植骨模拟

8. 手术后哪些情况需要立即报告医生

（1）术后观察患儿的胸腹部呼吸起伏，其频率应在 20～30 次/分，口唇颜色不呈酱紫色，患儿心率在 100 次/分以上，血氧饱和度（SpO_2）在 95%以上，如有异常，应及时报告。

（2）注意观察患儿伤口、口腔、鼻腔有无新鲜出血，有出血不止的情况时应报告。

（3）患儿植骨处或腹部有剧烈疼痛者，需要及时报告。

9. 如何认识牙槽突裂手术后的效果及变化

牙槽突裂骨移植修复手术的目的是恢复牙槽骨的连续性和形态的完整性。

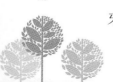

7～11 岁的患儿植骨后，有助于尖牙的正常萌出。而大于 11 岁的患儿植骨，主要目的是恢复牙槽突骨的连续性。牙槽突裂植骨后，可以使上颌骨的弓形结构恢复，进而促进整个颌面部的生长，防止牙弓塌陷，也对裂隙侧鼻翼基脚的塌陷有一定的矫正作用。有牙齿排列错乱的，还可以在术后 1～3 个月行正畸治疗，成年后，还可在裂隙区行种植牙修复。一般植骨后半年，才能初步通过 X 线检查裂隙区骨形成的情况，一年以后才相对稳定。术后 1 个月内，有时会发生少量骨渣漏出，从伤口排出的情况，或软组织牙龈黏膜糜烂和缺损的现象，一般通过局部冲洗和加强口腔卫生，不会影响整体植骨的效果。

10. 影响牙槽突裂植骨手术效果的因素有哪些

影响牙槽突裂植骨手术效果的因素主要是患儿植骨时的年龄，年龄越大，效果相对越差。但太早行植骨手术，又可能影响患儿颌面部的生长发育。所以，目前一般最早的植骨时间开始于 6～7 岁。裂隙的形状包括宽度和两侧骨断端的落差，也是明显影响植骨后骨成活率的关键因素，裂隙越宽，落差越大，植骨后的吸收率越高。局部软组织的情况包括有无瘢痕。

11. 牙槽突裂患儿一般需要几次手术

一期植骨一般在 7～8 岁时进行，术后需要结合正畸治疗。植骨后半年至一年后复诊，若裂隙区存活骨量较多，一般不需要再次手术；相反，未恢复牙弓连续性，则行二期植骨。

12. 手术后患儿的喂养方法

牙槽突裂植骨术后预防伤口感染、避免植骨区咀嚼硬物十分重要。建议术后使用代金氏管进食，即用 20ml 的注射器针筒连上一小段软管，进食时将软管由未做手术的一侧嘴角进入，尽量放置于此侧的大牙处，再推喂食物，以避免污染伤口。

所有食物均不宜过烫，以免刺激伤口。以 35～40℃为宜，家长可以将食物滴在手背上，用手背测试，稍有温度即可。代金氏管（图 8-6）进食，要求少量多餐，一般每次进食 250～

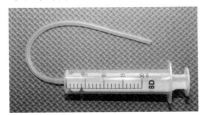

图 8-6 代金氏管

300ml，间隔 2～3 小时进食一次，以保证患儿的营养摄入。手术后 1 周内可用代金氏管喂牛奶、蔬菜汁、果汁等，凡能用代金氏管推入的食物均可；1 周后可直接吃肉粥、米糊、菜泥或软馒头、蛋糕、馄饨等软的、不需过多咀嚼的食物；1 个月后可正常吃东西，但仍要注意不能吃带梗或过硬的东西，如硬的饼干、锅盔等。

13. 手术后伤口的护理方法

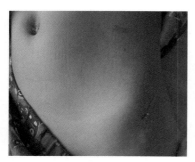

图 8-7　髋骨伤口

手术后 3 天内尽量抬高床头，减轻颜面部的水肿，利于伤口恢复。牙槽突裂手术伤口除了牙龈处，还有左髋骨处一 2cm 左右的伤口（图 8-7）。该处伤口是无菌切口，不必每天换药。在出院时护士清洗一次髋骨伤口即可。

手术后 1 周内髋骨伤口会有一点疼痛，但一般均能耐受，很多状态较好的患儿，做完手术后当天即可下床活动，足见髋骨处的伤口对患者影响不大；牙龈的伤口尽量制动和严禁咀嚼硬物。患者尽量少说话、避免张口剧烈活动。每次进食后用具有抗菌、保护口腔黏膜的漱口液常规含漱，漱口时使漱口液在口内多保持一段时间（约 30 秒），漱口液漱完后，不需再用温开水漱口，以保持口腔卫生，预防伤口感染。术后 2 周可以刷牙以保持口腔卫生，但要注意刷牙时要避开植骨手术区。可酌情使用抗生素预防感染。植骨手术 2 周后可洗澡，3 个月内应避免重体力活动或体育课的各项剧烈运动。

14. 手术后佩戴𬬸垫的时间与意义

术后尽快佩戴𬬸垫，一般为术后 2～3 天开始，防止上下颌骨直接接触，避免咬合创伤，另外可防止植骨区域两侧的骨质移位，保证牙弓在正常位置上恢复连续性。

15. 牙槽突裂修复术后正畸治疗的时间与方法

在混合牙列期植骨，为了尽快达到理想的牙齿功能和外形要求，需在植骨术后 1～3 个月行正畸治疗，包括扩弓矫正、保持牙弓的正常形态、引导尖牙或侧切牙萌出至相应区域。

16. 牙槽突裂术后的复诊内容与时间安排

要求半年至一年后复诊，复诊时检查伤口愈合情况、牙齿萌出情况、牙槽嵴形态，并需拍摄锥形束 CT（CBCT），检查患儿的植骨效果、骨桥形成情况、是否恢复牙弓连续性。

17. 牙槽突裂再次手术的适应证与方法

骨桥未形成、没有恢复牙弓连续性的患儿，达不到正畸或种植牙的条件时，可考虑再次手术。

18. 牙槽植骨手术后多久可以上体育课

一般要求术后半年内避免剧烈运动，特别是对前牙区的碰撞，以免造成植骨区的移动和创伤，从而影响手术效果和取骨处的恢复，但若体育课没有剧烈运动，还是可以考虑正常进行，毕竟适量运动对于取骨处的恢复是有效的。

第九章 唇腭裂患儿牙病的治疗与预防

1. 唇腭裂是否影响孩子牙齿萌出的时间

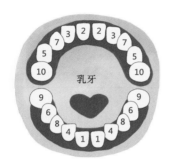

图 9-1　正常情况下的乳牙萌出顺序

患儿出牙时间的早晚，主要是由遗传因素所决定的。通常情况下，平均约 6 月龄大时从患儿下颌的大门牙开始长牙，但也可能提早到 3 月龄、4 月龄；出牙晚的患儿要到 10 月龄左右才开始长牙，或延后到 11 月龄、12 月龄，个别患儿甚至要到 1 岁以后才长出第一颗乳牙，这种情况与孕期和婴幼儿时期营养状况、生长发育快慢差异等因素有关（图 9-1）。

通常前牙会有前后 6 个月的差异，后牙的差异甚至可达 1 年。大约到 2.5 岁时，才长满完整的 20 颗乳牙。牙齿萌出时间存在着很大的个体差异。但只要在个体差异的范围内，都是正常的（表 9-1）。

表 9-1　乳牙萌出平均年龄和萌牙正常时间范围

萌出顺序	牙位	平均萌出月龄	正常月龄范围
1	下颌乳中切牙	6	4～17
2	上颌乳中切牙	7.5	5～15
3	下颌乳侧切牙	7	6～27
4	上颌乳侧切牙	9	6～21
5	下颌第一乳磨牙	12	8～27
6	上颌第一乳磨牙	14	8～28
7	上颌乳尖牙	18	8～29
8	下颌乳尖牙	18	8～29
9	下颌第二乳磨牙	20	8～34
10	上颌第二乳磨牙	24	8～34

患有唇腭裂的患儿，尤其是伴有综合征的唇腭裂患儿，其新生儿马牙（婴

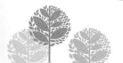

儿在出生后 4～6 周时牙龈边缘出现的黄白色颗粒样小点,实际上是由上皮细胞堆积形成的)(图 9-2)及新生儿萌牙(出生后 30 天内萌出乳牙)的出现概率增加(图 9-3)。

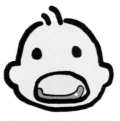
图 9-2 新生儿马牙

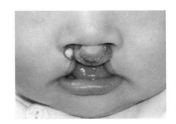
图 9-3 新生儿萌牙

2. 唇腭裂是否影响患儿牙齿萌出的顺序

牙齿的萌出有一定的顺序。正常情况下,上下乳牙的萌出先后顺序如图 9-1 所示。唇腭裂患儿的上下颌裂隙侧的乳牙均比对侧相应的同名牙萌出延迟(图 9-4),特别是上乳侧切牙、上乳尖牙和下乳侧切牙。上乳牙的萌出顺序也会发生改变,乳侧切牙往往最晚萌出。在乳牙与恒牙更换的过程中,上颌恒侧切牙是裂隙区最常受到影响的牙齿(图 9-5)。该牙大约一半的患儿先天缺失,即使存在,裂隙区的上颌恒侧切牙也比对侧同名牙萌出晚。

65

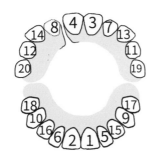
图 9-4 唇腭裂患儿乳牙萌出顺序

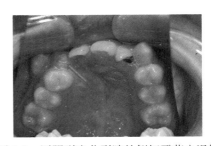
图 9-5 唇腭裂患儿裂隙处侧切牙萌出迟缓

3. 唇腭裂患儿常见的牙齿萌出异常

一般唇腭裂儿童容易出现牙齿萌出异常和发育异常,如早萌(诞生牙或新生儿牙)、迟萌、埋伏牙、阻生牙及牙齿形态和钙化异常等在唇腭裂儿童中较为常见。临床上最常见的牙齿发育畸形有乳牙和(或)恒牙先天缺失、多生牙、牙齿形态异常及牙钙化异常、扭转、异位及倾斜（图9-6～图9-8）。

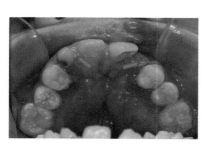

图9-6 先天缺失牙

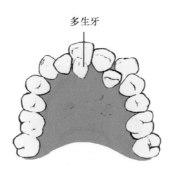

图9-7 多生牙

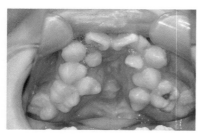

图9-8 牙槽突旁牙齿扭转、异位、
倾斜，形成双层牙

由于面突形成时牙槽骨段关系扭曲，所以裂隙处的牙齿往往出现位置不正，表现为扭转、向颊侧（外侧）或向舌侧（内侧）倾斜、朝裂隙区倾斜，也可能表现为牙齿形态异常、牙齿变色、牙齿缺失等。中切牙常异位萌出，单侧唇裂一侧的中切牙异常，双侧唇裂两侧的中切牙都错位。

裂隙区还有可能出现由于发育紊乱引起的多生牙。裂隙区切牙釉质改变的比例常比对侧牙的釉质改变的比例高，恒中切牙比乳切牙更易受影响。这些釉质改变可能是发育不足（外形改变）或钙化改变（黄棕色斑点）。既往研究还发现患儿第二恒前磨牙的形成和钙化明显迟缓。与非唇腭裂儿童相比，唇腭裂患儿牙齿发育不全或牙列发育不对称的概率更高。上颌恒侧切牙可能发育不足或牙根比对侧同名牙的牙根发育延缓。

除了裂隙区，唇腭裂患儿的前牙和后牙都可能出现"地包天"反𬌗的情况。单侧唇腭裂患儿牙槽弓较短的部分常发生反𬌗；双侧唇腭裂患者的双侧后牙段均可发生反𬌗（图9-9）。

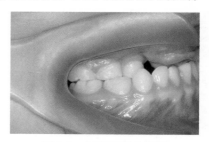

图9-9 唇腭裂患儿反𬌗

4. 为什么唇腭裂患儿比其他儿童更容易蛀牙

儿童特别容易发生蛀牙，常见的原因包括：第一，儿童口腔卫生习惯往往不好，口腔不清洁。婴幼儿不会漱口、不会刷牙，年长儿童虽会漱口、会刷牙，但大部分儿童漱口、刷牙不认真，不能坚持早晚刷牙、饭后漱口，所以在牙缝间和沟裂中存留食物残渣，细菌污垢也不能及时清除，容易诱发蛀牙。第二，饮食习惯可能为蛀牙提供细菌滋生的条件。儿童喜欢吃零食，特别喜欢吃甜食，如糕点、饼干、糖果、果汁等；甚至有的儿童嘴里含着糖睡觉。这些食物含糖多，又易粘在牙上不容易清除，对细菌的繁殖有利。口腔里的致龋细菌能使糖和食物残渣发酵分解，产生大量酸，这种酸导致牙齿脱钙，牙齿结构破坏，最终形成蛀牙。第三，乳牙钙化程度低，牙齿硬组织厚度只有 2mm，耐酸性差，易受细菌侵蚀而蛀坏，蛀洞更容易穿透牙齿表层进入深层。如果儿童营养状况不好，如儿童患营养不良、佝偻病和各种慢性病，特别是患维生素 D 缺乏性佝偻病的儿童，由于牙齿缺乏钙质，牙齿结构疏松，更容易被酸侵蚀形成蛀牙（图 9-10）。

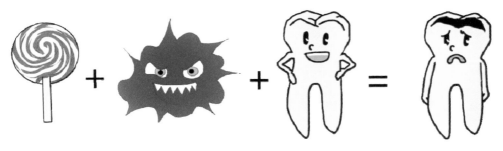

图 9-10　蛀牙形成示意图

　　长期研究表明，与普通儿童人群相比，唇腭裂患儿的患龋率更高。这是因为能引起正常儿童蛀牙的危险因素对唇腭裂患儿也一样起作用，包括早期蛀牙、餐间食糖、喝碳酸饮料、不良刷牙习惯、未定期到牙科就诊等。除此之外，还有其他一些因素可明显增加唇腭裂患儿的蛀牙发生率，包括牙齿的位置不正、裂隙区牙齿倾斜、不整齐或拥挤牙列、多生牙、异常牙槽骨段的刷牙困难等都容易形成清洁死角，牙刷不能有效清除细菌，引起蛀牙（图 9-11）。

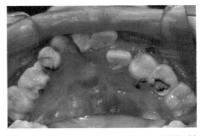

图 9-11　唇腭裂患儿裂隙区牙列拥挤不齐伴蛀牙

　　还有一部分蛀牙形成与唇腭裂综合治疗中的正畸治疗有关。正畸矫治器为微生物提供了一个在牙齿表面黏附及滋生繁殖的"港湾"，普通牙刷和日常漱口不能有效清洁到矫治器的每个角落。随着每餐食物的摄入，细菌分解这些物质并产酸，使 pH 下降，造成"白斑"形成。这在牙齿的颊、唇面，托槽、弓丝与牙龈之间的区域表现得最为明显。如果牙齿表面结构完整性遭到破坏或已形成蛀洞，则需做牙体修复治疗。

5. 该怎样预防唇腭裂患儿的蛀牙

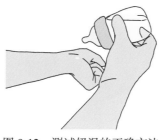

图 9-12　测试奶温的正确方法

（1）婴幼儿应使用专属餐具：细菌是导致蛀牙的罪魁祸首。细菌传播的方式多数是通过口腔传播。母亲有可能通过亲吻、尝奶温、喂食、咳嗽、打喷嚏、逗玩等途径将有害致龋菌传给孩子。在婴幼儿出生后 15.7 月龄，口腔里就已经开始有致龋菌生存。到 24 月龄时，84%儿童的口腔里都潜伏着像变异链球菌这样具有强致龋性的细菌。多数专家认为，致龋细菌传播的越早，婴儿患龋的风险越大。因此婴幼儿应有自己的专用餐具，尽量避免与大人共用餐具。大人亲近儿童前应彻底刷牙、清洁口腔；咳嗽、打喷嚏时避开儿童；测试奶温时，可选择在自己手腕内侧滴一滴奶液的办法（图 9-12）；尤其要避免帮助幼儿咀嚼食物或进行嘴对嘴喂食。

（2）刷牙和使用牙线：正确的刷牙和使用牙线是去除口腔菌斑的基本方法。所以从第一颗乳牙萌出，父母应该帮助幼儿清洁牙齿。第一颗乳切牙萌出时，可以用干净的湿纱布清洁牙齿表面和裂隙区（图 9-13）。第一颗乳磨牙萌出时，可用幼儿软毛牙刷清洁咬合面。刷牙次数至少每天 2 次。当牙齿间的间隙关闭后，应开始使用牙线。对于牙齿不整齐的唇腭裂患儿而言，更加提倡使用牙线彻底清洁口腔里的每个可能残留食物的角落。

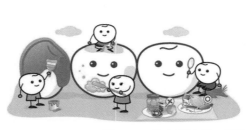
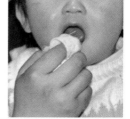

图 9-13　纱布清洁第一颗乳切牙

（3）用含氟牙膏给患儿刷牙：早期，患儿父母可用味道适宜的不含氟牙膏，到幼儿学会吐出漱口水时再用含氟牙膏，防止误吞导致摄入氟过多，影响牙发育，牙膏的用量要适合，详见图 9-14～图 9-16。

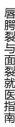

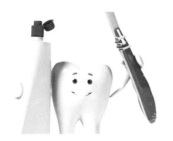
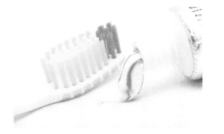

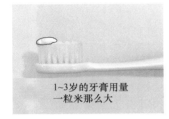
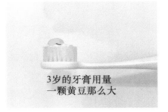
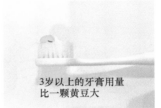

图 9-14　3 岁以内的牙膏用量　　图 9-15　3 岁的牙膏用量　　图 9-16　3 岁以上的牙膏用量

（4）氟化物涂膜牙齿预防蛀牙：大量科学研究显示，氟化物涂膜对于减少和预防蛀牙非常有效。美国儿科学会建议，当婴幼儿萌出乳牙后就应该接受氟化物涂膜（图 9-17）。氟化物涂膜可以每 3 个月做 1 次，一年不少于 2 次，一直持续到 5 岁。

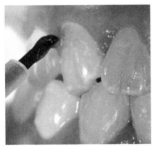
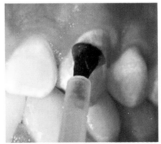
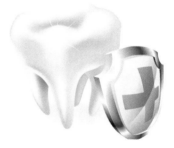

图 9-17　氟化物涂膜

（5）合理使用奶嘴和吸管：不要让孩子含着奶瓶睡觉（图 9-18）。因为奶嘴上的糖分会粘在孩子牙齿上，造成口腔细菌繁殖聚集，产生酸性物质，导致蛀牙（图 9-19）。如果孩子有含奶嘴入睡的习惯，最好使用干净的安抚奶嘴或装凉白开水的奶瓶。

长期用力吮吸奶嘴还会影响孩子上下牙排列的整齐性，甚至影响嘴形。因此不建议 2 岁以后的孩子继续使用奶嘴。另外，长期使用吸管喝果汁会导致门牙后部蛀牙，因此喝果汁时尽量用广口杯。

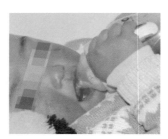

图 9-18 含奶瓶睡觉

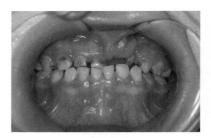

图 9-19 奶瓶龋（蛀牙）

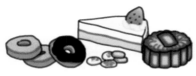

图 9-20 高糖食物

（6）养成良好的饮食习惯：最易引起蛀牙的食物是高糖食品（如甜品、果汁）、易粘牙齿的食品（如葡萄干、花生酱）等。引起蛀牙的原因还有频繁持续的进食含糖食品，如不断地吃零食，喝果汁、牛奶等（图 9-20）。因此要避免吃（喝）含糖量高的食品和饮料。即使要吃，也要在吃饭时再吃，而不要在两餐间不断地进食这些食品和饮料。晚上刷牙后不要让宝宝再喝奶或饮料。另外，在保证孩子营养供给充足的同时，还要注意饮食和营养的均衡搭配，避免偏食、挑食。

（7）定期进行口腔保健：唇腭裂孩子家长从孩子出生开始就应该带孩子接受口腔医生的检查和早期的正畸治疗，并获取相关的保健知识。之后至少每半年去口腔科接受全面的检查和评估，便于医师对可能出现或已经出现的口腔疾病进行早期预防和及时干预，以免错过最佳的治疗时机。

6. 乳牙蛀了需要治吗

不论乳牙或恒牙都可能发生蛀牙，不少家长认为乳牙迟早是要替换的，不用管它。另外有部分家长因为疏忽，没能及早发现孩子的蛀牙；或者认为蛀牙只要没有明显疼痛症状就不需要治疗，结果直到蛀牙引起剧烈的牙痛、严重的颌面部感染甚至形成残根才带孩子就诊。

其实，这些都是不正确的认识。尽管乳牙是会被替换的，但替换期是在孩子 6 岁以后，相隔时间太长。乳牙蛀牙发展快、破坏广，不仅造成牙齿组织损害，还可带来其他一些局部及全身性的危害。

蛀牙会破坏牙齿的正常结构，病变先是牙釉质发生龋蚀，牙冠龋坏的部位色泽变成灰暗，牙面上不光滑，易有牙垢堆积（图 9-21）。蛀牙初期患者不感疼痛（图 9-22），当龋洞发展到牙本质时，遇到冷、热、酸、咸、甜的食物时才发

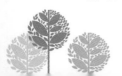

生疼痛，一般是酸痛（图 9-23）。如果龋洞较深（图 9-24），与牙髓接近或蛀穿到牙髓，前述的刺激可引起难以忍受的酸痛。龋洞内经常有食物嵌入，发出腐败难闻的臭气。部分蛀牙还会引起急性牙髓炎，表现为剧烈的夜间疼痛；随着龋洞不断地扩大，牙冠就会一块块地崩裂，最后只留下残余牙根（图 9-25）。

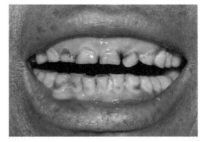

图 9-21　牙垢

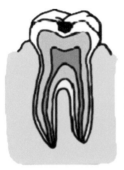

图 9-22　牙釉质浅龋

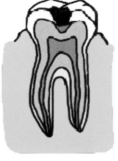

图 9-23　牙本质龋

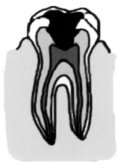

图 9-24　深龋

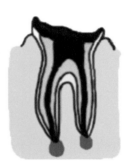

图 9-25　残根

之后，炎症进一步向根尖方向发展，形成根尖脓肿，脓肿向周围扩散，发展为颌面部间隙感染，出现相应区域的组织发红、肿胀、疼痛，张口困难或者破溃流脓（图 9-26）。蛀牙引起的根尖周围感染，如根端肉芽肿、牙源性囊肿、牙髓感染等可成为感染病灶，在过度疲劳、感冒等身体抵抗力降低时，可诱发视力降低、关节炎、肾炎、心肌炎、长期低热、风湿热、扁桃体炎、脓疱疮、猩红热、败血症等全身性感染。研究表明，有深度蛀牙、残根、牙槽脓肿的儿童，81%出现局部淋巴结肿大，尤其是颌下淋巴结（图 9-27）。在蛀牙治疗后，70%的肿大淋巴结可以消退。乳牙根尖炎症会影响根尖附近恒牙牙胚的正常发育，导致恒牙的发育异常和萌出异常。

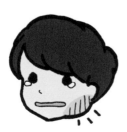

图 9-26　颌面部间隙感染

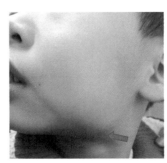

图 9-27　长大的颌下淋巴结（箭头所指）

儿童处于生长发育阶段，其牙齿、颌骨和面部发育需要咀嚼功能的刺激。失去了这种正常生理刺激，颌骨的正常发育会受到影响，可造成颌面部不同程度的畸形。龋洞使儿童在进食时容易出现疼痛和塞牙，蛀牙造成的剧烈疼痛难以忍受，非常痛苦，并影响儿童的咀嚼。如果单侧乳牙龋坏，疼痛导致长期用单侧咀嚼习惯，会造成儿童的颌骨和咀嚼肌不对称发育，表现为脸部左右不对称。乳牙蛀牙如果早期不及时治疗，龋洞会越来越深，直至引起乳牙早失，致使相邻牙向缺隙处移位，造成咬合关系紊乱，最终影响恒牙的发育和萌出，导致恒牙发育缺陷和萌出异常，造成错𬌗畸形（图 9-28）。一些儿童因为疼痛不敢咬食或咀嚼某些食物，或因为龋坏失牙咀嚼能力下降（图 9-29），这些没有经过细细咀嚼的食物进入胃里，加重了胃的负担，容易引起胃痛。逐渐发展为偏食和食欲缺乏。粗糙的食物不能在胃内消化完全，就会影响到小肠对营养的吸收。久而久之，儿童不能摄取足够的营养，体质下降甚至影响体格发育。

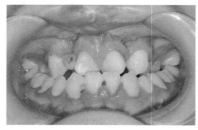

图 9-28　恒牙错𬌗畸形

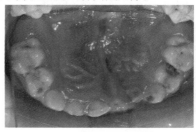

图 9-29　乳牙后牙龋坏形成龋洞

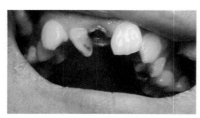

图 9-30　前牙残根，缺牙

婴幼儿期是儿童学习语言的时期，完整的乳牙有助于儿童掌握正确的发音。乳牙残缺不全，上下牙床咬合时闭合不紧（图 9-30），会使儿童发音受到影响，特别在发一些需要上下牙床闭合紧才能发的音如"zi"、"ci"、"si"等时，会因为漏风而发不清楚，如果再因此受到笑话，儿童不但语言发育受限，自尊心和自信心也会受到打击，从而对心理产生不利的影响。所以无论从哪方面看，乳牙蛀牙都应及时治疗。

7. 牙齿意外受伤如何紧急处理

在孩子摔倒、滑倒或是从高处掉下来时，特别容易摔伤牙齿，尤其是前牙。牙齿可能会缺损、断裂、松动，或嵌入牙龈中，或偏离原来的位置甚至脱落（图 9-31～图 9-33）。如果孩子的鼻子和上、下颌受到撞击，不能只看表面，应该让孩子张开嘴巴，检查一下他的牙齿，除了检查明显的损伤外，还要

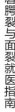

轻轻触摸孩子的牙齿，看看是否松动。如果怀疑牙齿受伤，最好及时带孩子到牙科接受检查。

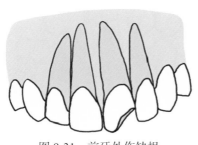

图 9-31 前牙外伤缺损

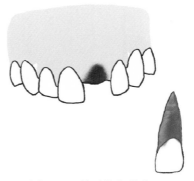

图 9-32 前牙外伤脱落

如果发现牙齿脱落，应立刻找到牙齿，注意用手拿牙齿冠部，不要拿牙根部。如果牙齿已污染，将其用冷的流动水冲洗 10 秒，放回牙齿原来的位置；如果不能立即放回原位，应放在冷牛奶中（图 9-34），或保存在舌下，立即前往口腔专科寻求急诊处理。最好在脱位后 2 小时内尽快做再植术，方可提高再植成活率，脱位牙的保存切忌浸泡在白酒、医用酒精或开水中消毒。

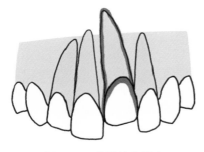

图 9-33 前牙外伤嵌入

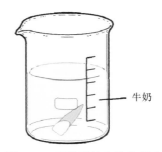

牛奶

图 9-34 离体牙放在冷牛奶中

8. 乳牙缺牙后需要安假牙吗，缺牙后为什么需要安放间隙保持器

当儿童发生乳牙过早脱落或者由于蛀牙而不得不拔除时，不少家长会觉得"反正以后会长新的恒牙，不用安装假牙"。然而恒牙的萌出尚需几年时间，而长期的缺牙会引起缺牙区两旁的牙齿向缺牙区倾斜或移位（图 9-35），上下颌与之对应的牙齿向缺牙区伸长（图 9-36），造成殆干扰及咬合错乱，严重者可引起颞下颌关节疾病。更糟糕的是，每个乳牙都对相应的恒牙起引导作用。如果乳牙过早缺失，恒牙没有了乳牙的引导，就会发生移位或错误地

萌出，而且乳牙的空间关系紊乱会进一步造成恒牙萌出的异常，因此乳牙缺失需要及时处理。

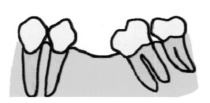

图 9-35　长期缺牙致邻牙倾斜

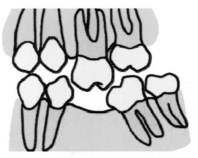

图 9-36　长期缺牙致对颌牙伸长

　　儿童牙齿在过早缺失后，我们为了防止邻牙向缺失牙的间隙内倾斜和对颌牙伸长，即为了保持这个乳牙的空缺，需要给儿童做一个牙科装置来维持正常的生理间隙，这种装置称为间隙保持器或维持器。间隙保持器可以用树脂或金属材料，可以固定在儿童口腔中，也可以是活动的、可以摘戴的（图 9-37，图 9-38）。

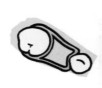

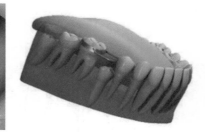

图 9-37　间隙维持器

图 9-38　间隙维持器为尚未萌出的
　　　　　恒牙预留空间

　　佩戴间隙保持器的目的是保持早失牙齿在牙列中的近远中和垂直的间隙，从而保证后续的恒牙有足够的空间萌出。但是并非每个儿童发生乳牙早失或蛀牙都需要佩戴间隙保持器，因此需要咨询专业的儿童牙科医生。

9. 什么是多生牙

　　正常人的恒牙是 32 个，其中切牙 8 个、尖牙 4 个、前磨牙 8 个、磨牙 12 个，凡超过此数目而额外长出来的牙，医学上称为"多生牙"。由于多生牙在牙弓中没有正常位置，只好"偷偷地"从正常牙齿的侧边长出（图 9-7）。绝大部分多生牙可以萌出，少部分多生牙受阻挡埋伏在颌骨内不能萌出（图9-39）。

多生牙是恒牙胚中多生的 1 个或几个牙胚，可发生在牙弓的任何部位，以上颌前牙区发生最多，常出现在上颌两中切牙之间和上下双尖牙内外侧，有的也发生在第三磨牙之后，下颌的多生牙少见。这类牙大多呈圆柱形或圆锥形，一般比正常牙小，也有近似正常牙的。

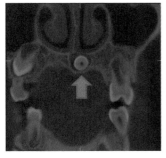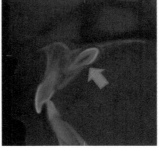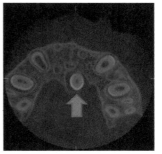

图 9-39　X 线检查见埋伏多生牙

10. 多生牙是否需要拔除

多生牙往往比门牙先萌出，继而影响恒牙的发育和牙齿的排列。多生牙若长在牙列里，就会占据正常牙的位置。而正常牙受到多生牙的排挤，只好从牙龈的旁边长出去，导致牙齿排列不整齐，表现为牙缝过宽、前牙拥挤、扭转、牙齿移位和错位，影响美观。埋伏的多生牙常造成相邻牙阻生，使其不能正常萌出，引起恒牙萌出延迟、萌出障碍、埋伏阻生等；恒牙的牙根发育也可能受到影响，产生牙根弯曲。若多生牙长在牙列的外边，如有一部分多生牙在尖牙或前磨牙的内侧面长出来，就会形成双层牙。拥挤的两牙之间有缝隙，造成食物残渣滞留和嵌塞，导致蛀牙、牙龈组织发炎、红肿、出血和牙周炎（图9-40）。

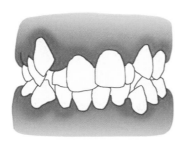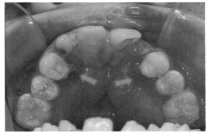

图 9-40　牙龈红肿、牙龈炎

尽早发现和及时拔除多生牙，将会减少对恒牙列的影响。少数多生牙如果位置长得较正常，并且有一定的功能，可不必拔除。上颌门牙区的多生牙，若在门牙未萌出之前及早拔除，可以防止上门牙的错位萌出。若该牙没有及时拔除，在门牙萌出后发现前牙拥挤或前突，此时一定要拔除多萌出，让前牙自行调整；或者通过戴正畸矫正器进行矫正。总之，在儿童换牙期间，一旦发现有形态异常的牙，应请医生确诊并及早拔除。一般已经萌出的多生牙很容易发现，而埋伏在颌骨内不能萌出的多生牙需采用 X 线检查才能发现，因此定期对孩子牙齿进行检查非常重要。

11. 唇腭裂患儿牙齿不整齐，什么时候需要正畸治疗

"地包天"（反殆）是唇腭裂患儿最常见、最难治的牙列异常。反殆的最佳正畸治疗时机目前仍存在争议，不同的治疗中心采取的治疗策略不尽相同。总的来说，治疗乳牙列反殆要考虑许多因素，包括：①年龄及患儿的配合程度；②反殆的发生机制；③龋坏的危险；④间隙维持器的长期维持；⑤口腔卫生；⑥植骨术的时机；⑦父母的兴趣。笔者认为，应早期治疗反殆，一般 3 岁半至 4 岁即可开始予以矫治。

12. 为了提高唇腭裂的治疗效果，哪些情况需要去看牙医

唇腭裂患儿的牙科干预时机取决于牙齿及颌面部的生长发育状况。牙齿从开始萌出一直到建殆，在四个时期需要对患者进行牙科保健。

第一阶段：出生至 24 月龄。这一阶段父母需要学习如何正确喂养唇腭裂患儿。有部分患儿还需要佩戴矫治器，辅助口腔吸吮。口腔医生通过对患儿的腭部制取印模，灌注模型，制作个体化的矫治器。佩戴矫治器的目的之一是阻塞裂隙，以便食物能更有效地进入消化道。矫治器的另一重要目的是通过主动式或被动式的矫治力，改变口腔及鼻唇区的软硬组织，缩窄裂隙，塑形牙槽弓形态。

第二阶段：乳牙列期（2.5～6 岁）。这一阶段强调乳牙列的建殆及形成良好的口腔卫生习惯。教会患儿如何正确的刷牙，保证患儿的营养均衡和养成良好的饮食习惯是这一时期的首要任务。另外，还需要随时关注乳牙的健康状况，及时正确地处理蛀牙和突发的乳牙外伤。

第三阶段：混合牙列期（6～12 岁）。在乳恒牙替换的期间，需要关注恒牙的萌出情况，请专科医生明确牙槽突裂的治疗时机。如果上颌裂隙侧的侧切牙

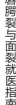

先天缺失，需要决定缺隙的留存。治疗方案取决于患儿的生长预测、骨型、牙齿的大小、裂隙处牙齿的位置、有无其他先天缺牙及父母的愿望。一般有两种选择：①保留侧切牙缺隙；②关闭间隙。如果采用正畸治疗关闭侧切牙间隙，则尖牙需近中移动，并适当改形与对侧侧切牙相似。如果保留侧切牙间隙，则在扩弓或牙槽植骨术后，需立即进行修复。缺失牙齿的最终修复可选择固定修复体或活动修复体、骨内种植牙。

第四阶段：恒牙列期（13～18 岁）。一般来说，多数唇腭裂患儿可以使用常规正畸方法，排齐牙列，建立较好的咬合。主动矫治的时间一般为 21～24 月龄，随后保持。当侧切牙先天缺失并选择保留间隙时，需在上颌保持器上制作一个临时假牙，恢复美观，保留间隙。等面部生长发育完成及**牙合**发育完成后，再制作永久性修复体。有些唇腭裂患儿存在严重的 Ⅲ 类错**牙合**，单独正畸治疗无法矫正，需要术前正畸—正颌外科—术后正畸联合治疗，使患儿的牙齿和面型得到改善。首先通过术前正畸排齐牙弓。其次外科医师在生长发育完全结束后进行外科手术，通过手术将上、下颌骨摆放到合适的位置。男性一般为 18 岁，女性一般为 15～16 岁。术后还需正畸，进行精细调整。最后去除正畸矫治器，使用活动保持器保持、稳定牙列。

13. 既然唇腭裂患儿需要定期看牙医，最好选择什么时间就诊

唇腭裂的治疗需要多学科的共同配合，以取得最佳疗效。儿童牙医从婴幼儿开始关注患儿的口腔卫生保健，一直持续到青少年时期。一般每 6 个月评估和检查 1 次患儿的口腔健康状况。根据患儿牙齿发育情况、年龄、患儿的行为特点及配合程度，对不同年龄时期的患儿进行相应的口腔治疗。所以，患儿应该每半年到口腔科就诊，进行评估和检查，以免延误治疗。

第十章　唇裂术后二期手术的治疗

1. 什么是唇裂的鼻唇二期手术

　　先天性唇裂患儿，出生后 3 个月行第一次唇裂修补术，我们通常称为唇裂的一期手术。如果第一次手术后唇、鼻形态还存在一些缺陷，在同一部位，进行第二次手术，称为二期手术。如果第二次手术后还有小的瑕疵，还可以进行第三、第四次手术，后面多次的手术，我们也统称为二期手术。

2. 什么情况下需要鼻唇二期手术

　　第一次手术后如果唇、鼻形态还存在一些缺陷或出现新的畸形，如瘢痕较粗大、唇弓不整齐、唇峰过高、鼻翼塌陷等，影响患儿容貌，家长及大年龄患者自己不满意，要求进一步改善容貌，可以再次手术调整外形，对鼻、唇进行二期手术（图 10-1～图 10-4）。

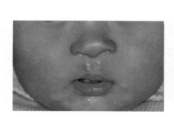　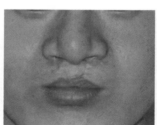　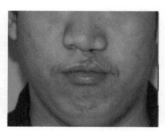

图 10-1　瘢痕粗大　　　　图 10-2　唇弓不整齐　　　　图 10-3　唇峰过高、鼻翼塌陷

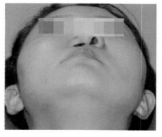

图 10-4　单侧唇裂手术后严重鼻翼塌陷

　　由于先天性唇裂患儿，在出生前就存在唇、鼻组织发育不足。即使是微小型唇裂，唇部无裂隙，但也存在皮肤的颜色、质地异常，皮肤深面的肌肉也有异常，邻近的鼻孔大小也不对称，鼻翼塌陷，可能还有鼻翼软骨发育异常，特别是鼻底也裂开的完全性唇裂，往往伴发的鼻畸形更加

严重。在一期手术后，随着患儿的生长发育，原有的发育上的差异可能加大，产生新的畸形。

　　尽管在华西口腔医院，常规在唇裂一期手术时就已同期手术矫正鼻畸形，尽量使组织器官在正常的位置上正常生长。但由于裂隙侧鼻翼软骨等组织存在先天发育不足，在儿童的生长发育过程中，两侧组织的发育也不均衡，不可避免会产生新的畸形。

3. 什么时间可以进行鼻唇二期手术

　　鼻唇二期手术是一种择期手术，应根据鼻唇畸形的程度而选择手术的时间。显而易见的畸形，可早做手术；轻微畸形，则宜晚些时候手术。但我们说的早，并不是越早越好，而应该至少在上次手术一年以后。因为，手术瘢痕在早期不稳定，持续在变化，手术一年以后，变化基本停止，才适合对畸形进行评估。一般建议 5～6 岁行二期手术。对于严重畸形，孩子及家长心理压力大，儿童心理学已证实，5 岁以后孩子已开始关心自己的容貌，严重畸形不利于孩子的身心健康，也妨碍孩子与他人的交往。而且，5～6 岁时鼻翼软骨的第一个快速生长期基本结束，鼻部发育进入相对缓慢期，在缓慢期手术对鼻翼软骨发育的影响较小。另外，5～6 岁行鼻唇二期手术的患儿，刚好在容貌改善后上小学，有利于良好人际关系的建立。对于轻微鼻畸形（图 10-5），则不建议在快速生长发育期进行鼻畸形整复手术。这是因为：一方面轻微畸形对孩子各方面的影响较小，手术改善的程度有限；另一方面，每一次手术，都不可避免地增加手术切口，增加新的瘢痕，加重对鼻翼软骨发育的干扰，孩子在生长发育过程中更容易出现新的畸形，手术效果不太稳定。综合两个方面的因素，总体上说，早期进行二期手术弊大于利，应在生长发育（身高）基本停止后，男孩 16～18 岁、女孩 14～16 岁，行鼻唇二期手术。

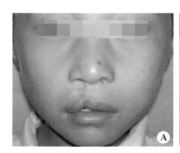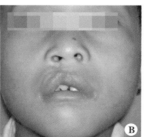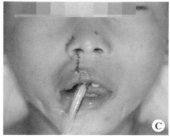

图 10-5　轻微鼻畸形不建议早期行二期手术

A. 右侧鼻翼轻度塌陷，唇畸形明显；B. 鼻孔不对称；C. 仅对明显的唇畸形行二期整复

4. 哪些情况患儿应暂缓鼻唇二期手术

患儿以下情况宜暂缓二期手术：轻微鼻唇畸形，且在快速生长发育期；上次手术，未满一年者，瘢痕鲜红、凸起、硬，其色、形、质还在变化者（图 10-6）；手术部位有疖感染、疱疹等。

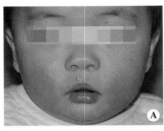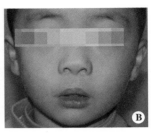

图 10-6　术后瘢痕的变化

A. 术后 6 个月瘢痕仍然明显，红、凸、硬，具有新鲜瘢痕的特征（不稳定瘢痕）；B. 术后 4 年，瘢痕红色消褪，变平，变软（稳定瘢痕）

5. 手术医师如何进行鼻唇二期手术

手术医师进行鼻唇二期手术需要三个要素的完美结合，缺一不可。此三个要素包括：一是患方的要求适当；二是患儿的条件良好；三是医生的操作熟练，富有经验。手术医师需要充分了解患儿及家长的要求，手术医师会充分尊重患方的要求，并结合患儿自身的组织条件、畸形类型，术前做好手术设计方案，术中采用现代整形技术，尽可能利用患者鼻唇邻近的组织，恢复鼻唇的对称性及接近正常的鼻唇外形。并常规采用微创技术，如细针细线、精确对位，尽可能减小术后的瘢痕。

6. 鼻唇二期手术术后效果如何

经过规范的鼻唇二期手术，术后一般都有不同程度的改善。但由于切口瘢痕的存在及患儿先天组织不足，患儿不可能达到正常，只能接近正常外形。手术效果的稳定性还会受多种因素的影响。在快速生长发育期手术，手术效果往往不够稳定，在生长发育过程中又会再次出现畸形（图 10-7）。

即使在生长发育停止后手术，瘢痕收缩也可能使邻近组织变形，但稳定性明显好于快速生长发育期手术者（图 10-8）。

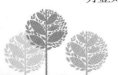

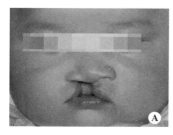
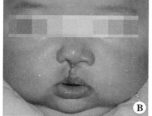
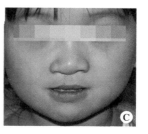

图 10-7　同期鼻畸形整复

A. 术前；B. 术后 1 周；C. 术后 4 年

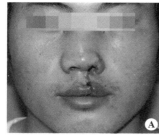
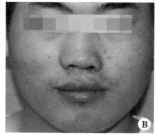

图 10-8　生长发育停止后二期手术的效果

A. 左鼻翼过矫正，术后 1 周；B. 术后半年左鼻翼轻度塌陷

7. 手术前患者家属或患者需要做哪些准备

　　第一是心理准备。患者及家属应对鼻唇二期手术后效果有一个适合的预期。期望值不宜太高。手术效果会受多种因素的限制，包括：①瘢痕是伤口愈合的必然结果，有切口，就有瘢痕。技术精湛的医生只能使瘢痕细小，而不可能不留瘢痕。②技术受到一些不可避免的因素的影响，如手术时组织的反应性肿胀，影响手术医生对需保留或切除组织量的判断，手术后局部组织可能多一点或少一点。③手术消除了一个畸形，由于组织的移动或牵拉，可能会出现另外的畸形。特别是畸形不严重者，手术后效果不够完美的情况是比较多见的。

　　第二是时间安排。二期手术的成人患者可能已工作，要请假 2 周左右，预留充裕的时间。

　　第三是人员安排。二期手术的成人患者，凡满 18 岁以上，手术同意书的签字人，必须是患者本人。本人签字后就可以手术了。手术同意书中还有家属一栏，能有家属签字更好，便于患者出现意外时，医生与家人联系、商量。已婚者第一首选是配偶，未婚者第一首选是患者父母。全身麻醉手术后当天，一般需要他人照顾，应提前做好人员安排。

8. 手术后哪些情况需要立即报告医生

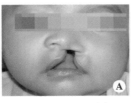

图 10-9　监护仪及显示指标

二期手术一般采用全身麻醉。手术当天回病房时患者已经基本清醒。但为了安全起见，常规做心电监护，监护仪器会显示呼吸、脉搏、血压、血氧饱和度（图 10-9），医护人员会严密监视，如果监测的指标异常，机器会自动报警。监护仪器报警时家属需立即报告医生或护士。

面部血液丰富，伤口易渗血。手术当天，伤口常常有少量的血液缓慢渗出，大多会逐渐停止。如果血液渗出不减反增，需立即报告医生或护士。

口鼻腔内渗出的血液，有时不易发现，但患者会不断吞咽。如果吞咽动作频繁，说明渗血较多，家属需立即报告医生或护士，及时排查有无伤口出血。渗出的血液，被患者吞入，刺激胃部，可引起呕吐，需立即报告医生或护士，及时清理，以防误吸，导致窒息。

面部神经丰富，伤口疼痛明显者应告诉医生，加用止痛药，可以使患者更舒适、安静，有利于减少渗血和促进伤口愈合。

9. 如何认识唇裂手术后的效果及变化

第一次行唇裂修补手术时，医生会把深部异常走行的肌肉及鼻子内的鼻翼软骨调整到正常位置，恢复唇、鼻的正常形态，特别是唇弓的连续性、对称性（图 10-10A，图 10-10B）。但手术后伤口都有一个瘢痕增生、改建及消退的过程。术后 1 周，瘢痕开始变硬、变粗、突起、发红（图 10-10C），在手术后 1～3 个月最明显，3 个月后逐渐消退，6 个月时基本稳定下来，瘢痕变软、变细、变平，颜色与周围皮肤接近，部分患者 6 个月后还会继续变化，一年左右才基本稳定（图 10-10D）。

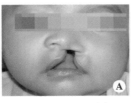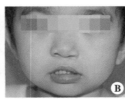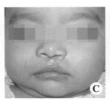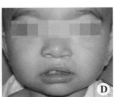

图 10-10　唇裂手术后的最终效果及术后伤口的变化过程

A. 术前；B. 术后 2 年；C. 术后一周；D. 术后一年

部分患者的瘢痕较重，受瘢痕收缩的牵拉，可能出现新的畸形：唇峰上移、红唇浅沟、红唇内卷；由于牙槽突裂的存在，裂隙侧鼻翼脚空虚，鼻翼脚下沉、外移，鼻翼塌陷。鼻翼软骨的先天发育不足，支撑力量不足，加之两侧鼻翼软骨生长的不均匀，会加重鼻翼的塌陷畸形（图 10-11）。

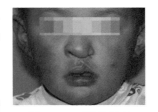

图 10-11　严重瘢痕

双侧唇裂的前唇较两边的侧唇短小，手术后的人中常常较短（图 10-12A，图 10-10B），在生长发育过程中前唇会逐渐变长，与侧唇更加协调。但人中在两边的侧唇肌肉持续的牵拉下，逐渐变宽，同时鼻孔底部变宽（图 10-12C）；鼻小柱基部的鼻唇角变小，鼻尖有所抬高，但仍然见鼻小柱短小，鼻尖低平（图 10-12D），常常需要二期手术。

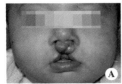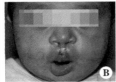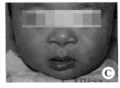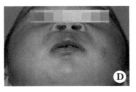

图 10-12　双侧唇裂整复后的效果及变化

A. 术前；B. 术后一周；C. 术后半年正面观；D. 术后半年下面观

10. 手术后患儿的饮食要求

进行鼻唇畸形二期手术的患儿都是经历了一期唇裂手术的较大年龄的患儿。患儿的自我意识和自制力都有了明显地提高。其术后的饮食也可以相应的多样化。手术当天可进食牛奶、鸡汤、稀饭等汤类或很软的食物，术后第 1 天即可普食，可以吃香蕉、西瓜、蒸蛋、面包、蛋糕、软米饭和肉圆子等，患儿不要特别用力张嘴，少吃辛辣、过烫、过硬食物。进食后可多喝温开水，保持口腔清洁。

11. 手术后伤口的护理方法

术后生理盐水清洁伤口，每天 2 次，清洁后再涂抹具有消炎、保湿及祛瘢的药物。由于唇部组织疏松，术后第 1 天唇部肿胀明显，第 3 天达高峰。3 天后肿胀会自然减轻，1 个月左右肿胀完全消退。

如果皮肤缝线是快吸收的，不需拆线。在术后 7～10 天缝线会自行脱落或被吸收。如果皮肤缝线是慢吸收的，常规 5～7 天拆线。红唇黏膜的缝线及口腔内缝线一般不必拆线，会自行脱落，不会遗留明显瘢痕。

　　术后数周内伤口仍有发红、发硬。一般需要半年至一年瘢痕逐渐软化，红色消退。偶尔出现皮肤淤青，多是由手术区的皮下少量渗血所致，手术后的前2天可局部冰敷，促进血管收缩，减少渗血。第3天后改为局部热敷，以促进局部血液循环，加快淤血吸收。热敷温度不宜超过50℃。2~4周皮肤淤青会完全消失，皮肤不会遗留色斑。

　　冰敷方法：冰水混合物适量，装入无菌的乳胶手套，扎紧后均匀覆盖于皮肤淤青表面，在伤口处需隔一薄层无菌纱布，减少伤口污染。每隔3~4小时冰敷1次，每次15~20分钟。

12. 手术后鼻出血的原因与处理

　　鼻唇二期手术需做鼻部切开，方便显露深部鼻翼软骨，将软骨复位固定到正常的位置；鼻底组织切开，收窄鼻底。鼻出血的原因包括：鼻部切口可能出血；操作时可能伤及鼻李氏区出血（图10-13），李氏区是鼻腔内鼻中隔前下方的一处毛细血管聚集区，该处黏膜较薄，血管表浅，受外伤血管易破裂出血，故又称为鼻中隔易出血区，也可能伤及下鼻甲而导致出血；如果取鼻中隔软骨，鼻腔内的切口更多，创伤较大，常常需用油纱布填塞鼻腔止血，填塞操作不当也容易伤及鼻内黏膜而出血。

　　鼻腔少量渗血时，可经出血侧鼻孔滴入麻黄碱滴眼液，或口含冰水，或湿冷毛巾敷后颈或面部，都可以使局部血管收缩后止血。还可捏鼻压迫止血。最确切有效的止血措施是凡士林油纱布经前鼻孔填塞止血。

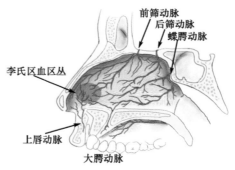

图10-13　常见出血部位示意图

13. 下唇转瓣术后的护理方法

　　将下唇组织转移到上唇，其与栽培果树时嫁接树枝有相似之处。为了保证转移组织成活，手术医生在下唇并没有将转移的组织完全切断，而是在一端保留了少量组织，称之为血管蒂，其内含血管，包括动脉和静脉（图 10-14）。动脉为转移的组织瓣提供富含氧气的血液，富含氧气的动脉血呈鲜红色，被组织消耗氧气后的血转变成暗红色的静脉血，静脉血含需排出的废物，通过静脉转运排出，这就是血液循环（图 10-15），一进一出，保证组织的成活，两者缺一不可。

下唇组织转移到上唇后，就像搬家到一个新的地方，要经过一段时间逐步与周围邻居建立联系，与邻居融为一体，才能正常生活。下唇转瓣术后，最重要的就是要观察转移组织瓣与周围的血循环建立（图 10-16）。

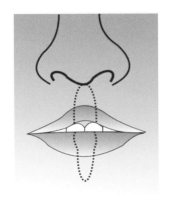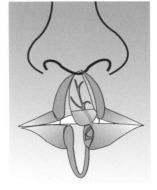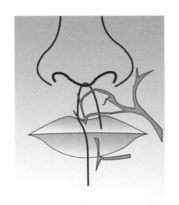

图 10-14　下唇瓣及上唇植　　图 10-15　下唇转瓣术后示意图　　图 10-16　转瓣术后的血管
　　　　　入区示意图　　　　　　　　　　　　　　　　　　　　　　　　系统再生示意图

85

下唇组织转移后早期主要靠血管蒂内的血管供血，因此，早期主要就是密切观察动脉供血是否充足，静脉回流是否充分。

如果皮瓣红润，表明动脉供血充足；颜色苍白，则供血不足。手术后第 1 天，皮瓣有些苍白，但轻度供血不足不会影响皮瓣成活。

如果皮瓣发紫，则表明静脉回流不通畅。手术后 1～3 天，皮瓣常常呈轻度青紫，3 天后青紫色逐渐消退。前 3 天青紫色中透出红色，则皮瓣成活；如果手术后皮瓣的青紫色逐渐加深，甚至呈炭黑色，提示皮瓣可能已经坏死。如果手术后青紫色的皮瓣起水疱，底色透红，表明皮瓣能成活。起水疱的表皮会剥脱，长出新生表皮，初为肉红色，颜色逐渐变浅为正常肤色，不会留下瘢痕。

下唇转瓣术后的护理主要是皮瓣颜色的观察，有血液循环不良的表现时，由医生及时处理。手术中为了保证转移瓣的血液循环，在血管蒂周围不能严密缝合，因此，术后当天常常有渗血，但渗血量不会很多，不会影响患者的健康和伤口愈合。将渗血轻轻擦干净即可，渗血会逐渐停止。不必急于彻底止血，不宜加压止血。如果渗血明显，或渗血不减反增时，由医生处理。

14. 鼻唇二期手术后的复诊内容与时间安排

鼻唇二期术后复诊内容要根据二期手术所做的内容而定。唇部手术主要受瘢痕收缩的影响导致组织移位继发新的畸形，以及手术瘢痕色、形、质变化的观察。这些评估都应在二期术后一年以上做较好。

如果孩子是在生长发育期，鼻畸形的二期手术整复一般只将错位的鼻翼软骨松解、复位，并缝合固定在新的位置。但随着鼻的生长发育，常常还会复发，重新出现一定程度的鼻翼塌陷。在生长发育期，鼻形态往往不稳定，应在生长发育停止后，也就是身高生长停止时再复诊评估鼻畸形，确定最终的整复方案。在生长发育停止后，行鼻畸形整复，鼻翼塌陷复发要轻得多，但瘢痕的收缩也可能导致畸形的复发，宜在术后一年以上复诊。

唇腭裂与面裂就医指南

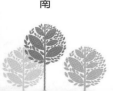

第十一章　腭裂二期手术的适应证与方法

1. 什么是腭裂二期手术

腭裂手术最重要的是恢复孩子正常说话的能力，如果第一次手术后，孩子发音仍然有重的鼻音，那就需要二期手术，包括腭部伤口没有完全愈合，遗留大的瘘孔，甚至完全裂开，或者虽然腭部裂隙封闭，但腭部的肌肉功能没有恢复，软腭长度不足，发音仍然不正常。

二期手术治疗是在正确判断孩子发音不正常原因的基础上，通过手术来消除这些影响正常发音的因素，如封闭大的瘘孔、延长软腭长度、加强肌肉的功能、缩小咽腔等。

2. 什么时候适宜进行腭裂二期手术

腭裂手术后如果出现大的瘘孔，甚至裂开，那在术后半年就可以进行二期手术。因为尽早恢复腭部的完整性，有利于孩子形成正常的发音，术后半年，孩子腭部已经恢复，可以耐受二期手术了。如果第一次手术后伤口愈合正常，但发音不理想，一般在孩子 5 岁以后进行二期手术。因为 5 岁以后，可以准确地检查出孩子发音情况，找到发音不理想的原因，制订适合孩子的手术方案。

3. 腭裂术后瘘孔都需要修补吗，什么时候修补

瘘孔不一定都需要修补，但大的瘘孔会影响发音，小的瘘孔虽然不影响发音，但如果造成食物从鼻孔反流，影响生活质量，也需要修补。

对于大的瘘孔，如花生大小，为了尽早创造一个正常发音环境，应该尽早进行二期手术修补，可在第一次腭裂手术后半年进行。

对于中等大小瘘孔，如豌豆大小，需要等孩子能够配合检查，并且能够准确评估孩子发音情况（一般是 5 岁）的时候，再决定是否需要修补瘘孔。如果瘘孔影响发音，那就行二期手术，如果瘘孔不影响发音，那可以在孩子成年后

再行手术，这样可以减少手术对面部骨骼的不良影响。

对于小瘘孔，如米粒大小，不会影响发音，可以在孩子成年以后再修补。如果微小瘘孔，既不影响发音，又没有鼻腔反流，则不必修补。

4. 手术前患儿家长需要进行哪些准备

腭裂二期手术，有时并不比第一次手术容易，甚至更难。因为是在瘢痕组织基础上的再次修补，伤口愈合往往会更加困难。所以家长要充分认识到手术的风险，积极配合医生，切不可强行要求医生修补暂不宜或不需要进行的修补。再高明的医生也不可能"百补百好"，对个体差异医学尚无法预测与控制，医患配合是战胜一切疾病的重要基础。

5. 腭裂二期手术前需要进行哪些检查

腭裂二期手术同样需要在全身麻醉下进行，因此，与初期唇腭裂手术一样，需要做下列检查。

（1）抽血检查：通过血液检查孩子肝脏、肾脏、血液系统是否正常。

（2）尿液检查：通过尿液检查判断肾脏是否正常。

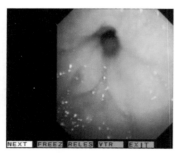

图 11-1　鼻咽纤维镜观察腭咽闭合情况

（3）胸片检查：通过胸部 X 线检查肺、心脏是否正常。如果需要，还可能会进行心脏彩超检查。

此外，最重要的是需要专业的语音师对孩子的发音进行评估，判断孩子的发音情况，并用一个很细小柔软的摄像头放到孩子的咽部，观察孩子发音时软腭、咽部的运动情况（图 11-1），制订出相应的治疗方案。

6. 哪些情况下患儿应延缓二期手术

患儿需要在全身麻醉下进行二期手术，为保证麻醉手术安全，患儿有下列情况，应延缓二期手术治疗。

（1）目前不能准确判断患儿语音情况。

（2）患儿处于上呼吸道、消化道、尿道感染期。

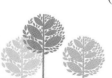

（3）心脏、肺、肝、肾等重要脏器有严重疾病。

7. 哪些情况需要进行腭再成形术

正常人发音时，软腭上抬，与咽后壁靠拢，使气流不能进入鼻腔，保证发音清晰，没有高的鼻音。第一次腭裂手术后，如果软腭长度稍短，上抬时与咽后壁有几毫米的缝隙，会导致高鼻音的出现，这时可以通过在软腭上做手术，延长软腭的长度，加强肌肉的运动能力，使软腭发音时与咽后壁完全靠拢，改善发音。

8. 哪些情况需要进行咽成形术

当发音时，软腭与咽后壁之间的缝隙较大，软腭僵硬、短小，发音时固定不动，仅仅通过延长软腭的长度、增强肌肉功能不足以改善发音，这时就需要进行咽成形术。利用咽后壁的组织与软腭相缝合，人为地封闭软腭与咽后壁之间的缝隙（图 11-2），仅余留通气必需的小孔，以改善发音。

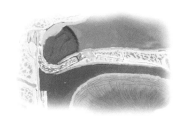

图 11-2　咽后壁瓣咽成形术示意图

9. 哪些情况需要进行腭咽联合手术

对于大年龄或成年腭裂患者，如果手术前医生检查发现患者的软腭短小，咽腔深大，判断单一的腭裂修复术，使软腭延长的程度，不足以保证软腭在发音时与咽后壁靠拢封闭口鼻腔，就应该选择做腭裂修复术的同时，行咽成形术，一次性完成患者腭部裂隙的封闭及口鼻腔通气道的重建，一期手术为那些错过腭裂最佳手术年龄的大年龄患者或成年患者创造良好发音的条件。

10. 手术后哪些情况需要立即报告医生

腭裂二期手术与腭裂第一次手术一样，最需要关注的是伤口有没有出血，呼吸道是否通畅。家长如果发现孩子鼻孔持续流出鲜血，或者口腔吐出较多血性分泌物时，需要及时报告医生。

如果发现腭部伤口肿胀明显、青紫，这说明伤口内有较多的出血，也需要报告医生。

如果发现孩子吸气时不通畅、费力，鼾声明显，这可能是腭咽部组织肿胀、阻塞通气道的表现，也需要报告医生。

11. 如何认识二期手术后的疗效及变化

孩子做完腭裂二期手术后的 1～2 个月，由于手术创伤，孩子不敢正常说话，声音改善不明显。随着伤口的愈合、肌肉功能的恢复，大概 6 个月时，手术效果才逐渐显现出来，如果孩子没有错误的发音习惯，那这个孩子就有一个清晰的发音；如果孩子有某些错误的发音习惯，那么还需要语音师教会孩子正确的发音方法，才能得到清晰的发音。一旦获得良好语音，就能一直保持下去。

12. 腭咽闭合不全患儿一般需要几次手术

一般情况下，如果手术前准确地找出孩子发音不清楚的原因，制订出相应的手术方案，并且手术中严格按照规程进行，那一期手术就可以治愈孩子的腭咽闭合不全。当然，也有少数孩子，即使做了二期手术，仍然发音不清晰，需要再次手术。

13. 手术后患儿的饮食注意事项

患儿腭裂二期手术后，2 周以内吃流食，2～4 周吃软食，4 周以后就可以正常饮食了。

14. 手术后伤口的护理方法

腭裂二期手术后，护理的重点是保持口腔清洁，餐后使用洗必泰（氯己定）、康复新液等含漱口腔即可。

15. 腭咽成形术后鼻塞的原因及处理

腭咽成形术是把咽后壁的一块组织和软腭缝合在一起，人为地缩小了咽腔，

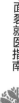

仅余留了两个黄豆大小的通气孔通气。这是为了保证腭咽闭合完全所必需的。术后由于通气孔周围组织肿胀，会造成通气孔暂时的缩小，出现鼻塞。随着组织肿胀的消退，鼻塞会逐渐缓解直至消失，一般不需要做特殊处理。如果一年以后，鼻塞仍然严重，则需要到医院检查，医生通过鼻咽纤维镜检查通气孔的大小，决定是否把通气孔开大。

16. 腭裂二期手术后的复诊内容与时间安排

腭裂二期手术后半年进行复诊。复诊的内容包括检查伤口的愈合情况、鼻腔通气情况、语音师评价患者的发音情况及利用鼻咽纤维镜检查腭咽闭合情况。

第十二章　腭裂语音治疗的适应证与方法

1. 腭裂患儿必须手术才能讲话清楚吗

是的，腭裂患儿必须做手术才能讲话清楚。如果不做手术，患儿的鼻子和口腔完全连通，当患儿发音时，口腔里的气流就会漏进鼻子里，口腔的气压降低，不能形成正常说话声音所需要气流和压力，如"爸爸""婆婆""姐姐""气球"这一类的声音，口腔里的气压不足，孩子说不出这些声音，而且出现严重的鼻音。

2. 腭裂手术前为什么只能说清楚"妈妈""妹妹"这一类词

腭裂影响的是需要口腔压力的声音，如"谢谢""爸爸""蜘蛛"等这一类声音。腭裂并不会影响鼻音，如"妈妈""妹妹""奶奶"，因为人们发这些鼻音词汇时，需要有气流进入到鼻腔里，气流在鼻腔里振动，才能形成"妈妈"和"奶奶"这样的鼻音词组。没有做手术的腭裂孩子，口鼻腔相通，发这些声音时，气流会自由进入口腔和鼻腔，并在鼻腔里充分振动，形成鼻音，所以腭裂孩子即使不做手术，"妈妈""妹妹""奶奶"这些鼻音性质的声音都是清晰而正确的。

3. 腭裂术后为什么仍然有患儿讲话不清楚

人们能清楚地说话依靠两个条件：正常的发音结构和正确的说话方法。腭裂孩子的说话也必然受这两个条件的影响。正常的发音结构可以依靠手术修复，正确的说话方法依靠学习获得，这两个条件缺一不可。手术是给孩子把腭裂修补好，让腭咽的肌肉产生正常的收缩关闭能力，这就是常说的腭咽闭合功能，腭咽闭合功能正常了（图12-1），说话的第一个条件：正常的发音结构，也就满足了，但是还有另一个条件：正确的说话方法，这可不是孩子手术后就立刻可以学会的，需要通过各种说话方法的学习锻炼逐渐养成。

腭裂手术后孩子仍然说话不清楚会有下面的原因：①手术后虽然看起来把腭裂的洞修补好了，但是腭咽口的肌肉很虚弱，没有足够的力量，还不能进行正常的收缩运动，不能完全关闭口腔和鼻腔之间的通道。孩子说话时，空气就从口腔和鼻腔之间的通道口漏进鼻腔里，所以听起来还有鼻音，造成说话混沌不清晰，这是腭咽闭合不全（图 12-2），需要做二期手术来解决鼻音的问题。②有些孩子手术后，虽然腭咽口的肌肉力量很充足，完全达到正常人的水平，但是他们还没学会正确的说话方法，依然习惯性的用喉咙或鼻子发音，仍然给人说话不清楚的感觉。这样的孩子需要通过语音治疗，学会正确的说话方法后，就能像普通孩子一样清楚地说话了。

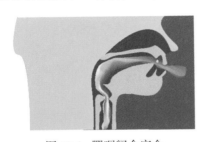

图 12-1 腭咽闭合完全

发音时腭咽肌肉正常收缩，腭咽口完全关闭

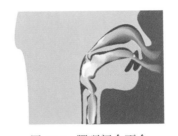

图 12-2 腭咽闭合不全

发音时腭咽口不能完全闭合，气流从口腔、鼻腔同时流出

所以，精湛的手术和正确的说话方法都是保证清楚说话的必需条件，当您的孩子腭裂手术后还有说话不清楚的现象，不要着急，到医院请专业的语音师检查，找到原因，针对原因采取有效的处理方式。

4. 上腭术后有瘘孔，会影响发音吗

有一些孩子手术后在上腭会留下瘘孔，也称为腭瘘。很多家长和患者都会担心，瘘孔会不会影响发音？不是所有的瘘孔都会影响发音。瘘孔对患者主要的影响包括两种：一种是说话时口腔里的气流从瘘孔里钻进鼻腔，造成说话时鼻子漏气，影响发音；另外一种是患者吃饭或喝水、牛奶的时候，食物、水或牛奶从瘘孔里钻进鼻腔，再从鼻孔里流出来。但是有些瘘孔非常小，只有米粒大小甚至更细更小（图 12-3），或者像普通缝衣服的缝线一样粗细，这样的腭瘘是不会影响发音的；有些瘘孔虽然从口腔里面看起来比较明显，但是它没有和鼻腔连通（图 12-4），发音时气流也不会跑进鼻腔，不会造成鼻子漏气，因此不会影响发音；还有一些瘘孔的位置很靠后或靠前，如靠近小舌头（悬雍垂）或靠近口腔前面的牙槽，这样位置的腭瘘也不会影响发音。只有一些面积比较大，

如超过豌豆大小（图 12-5），在腭部的中间位置而且和鼻腔连通的瘘孔才会影响发音。

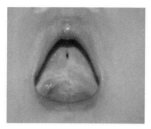 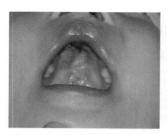 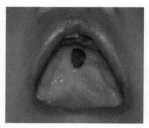

图 12-3　米粒大小腭瘘不影　　图 12-4　未和鼻腔连通的腭瘘　　图 12-5　会影响发音的腭瘘
　　　　响发音

5. 腭裂术后什么情况需要做语音治疗

　　虽然不是所有的腭裂孩子都需要做语音治疗，但是腭裂孩子确实是语音障碍的高发人群。孩子从 3 个月大时就开始学习说话，大部分孩子会在 1 岁时说出第一个有意义的词，然后语音便快速发展进步。大部分的腭裂孩子在 1 岁左右接受手术修补，手术后才有了正常的发音器官，但是，并不是所有的腭裂孩子都就此开始清楚地说话，一部分孩子没有学会正确的说话方法，并养成了错误的说话习惯，这些孩子需要通过语音治疗来纠正改善。还有一些孩子，本身学习说话的能力比较差，能说的话很少，只能说简单的词组，2 岁时还不能说50 个词，3 岁时还不能说句子，4～5 岁还不能表达自己的意愿，甚至完全不能说话，这些都是语言能力低下的表现，需要语音治疗帮助改善。

　　需要做语音治疗的孩子有以下的特征：他们喜欢用鼻子或喉咙发音；他们不会说拼音里面的很多声母；他们不喜欢说话；他们只能说简短的字或词，不能说句子；他们明显比同龄的孩子说话能力差；他们说的话，除了父母以外很多人都听不懂。

　　简单而言，只要您感觉到孩子说话不清楚，都应该到医院进行语音评估，确定是否需要做语音治疗。

6. 什么是语音治疗

　　很多家长和患者都会有这样的问题，什么是语音治疗？说话也需要治疗吗？语音治疗就是教孩子读拼音吗？简单地说，语音治疗就是帮助那些说话不

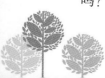

清楚、不能清晰地表达自己意愿的孩子或成年人学会正确的说话方法和技巧，以便顺畅地与其他人交流。再简单一点，语音治疗就是教人说话，但是要注意，这个"教人说话"可不是教读拼音。语音治疗是一门专业，不同的语音障碍有不同的病因，因此对不同的说话不清楚的孩子会有不同的治疗方法。教会孩子正确地摆动舌头、牙齿、嘴唇等器官（图 12-6），学会正确的呼吸方式和节奏，控制好说话的气息和气流方向，完

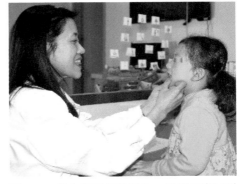

图 12-6　教会孩子摆放舌尖、牙齿和嘴唇到正确位置

整准确地衔接声音和呼吸，从而发出正确的声音。这样的治疗课需要由专业的言语治疗师完成，治疗安排为每周上课 1～2 次，10 次为 1 个疗程。大部分没有智力和听力问题的腭裂孩子，经过 1～2 个疗程都能获得明显的好转。针对成年和一些学龄患者，开设密集型治疗课，每天 1 次，连续上课，同样能得到很好的效果。

7. 什么时候可以做语音治疗

语音治疗宜早不宜晚。对于语音治疗的时间，一部分家长会认为孩子年龄比较小，长大后自然就会清楚说话，这种观点是错误的。孩子错误的说话方式一旦形成，不尽快纠正，就会变成一种固定的习惯，长大后更难改善。例如，相同的说话问题，5 岁的孩子 1 个疗程就可以纠正，而在成年人 2 个疗程也许只能部分改善。还有一些家长非常急切，刚做完手术就希望马上进行治疗，认为这样对孩子更好。这里说的宜早不宜晚，不能理解为手术一结束就马上开始，因为腭部的伤口完全消肿、神经知觉恢复需要 3～6 个月，这段时间过后，才适合做语音治疗。

一般开始做语音治疗的时间是按照孩子复诊时的状况决定的，4 岁以上的患者，手术后半年开始规范的语音治疗，每周上治疗课 1～2 次，10 次为 1 个疗程；3 岁的孩子，采用每月 1 次的早期干预课程。

导致说话不清楚的病因很多也很复杂，如脑瘫、脑卒中、智力障碍、听力障碍、自闭症等，由此语音治疗分出很多亚专业，为不同的患者服务，腭裂患者和其他的语音障碍的人群完全不一样，治疗方法也不一样。因此腭裂患者，最好找专业的腭裂言语治疗师做治疗。

8. 开始语音治疗前需要哪些检查

孩子做语音治疗前，需要通过专业的语音师进行语音评估，评估孩子（患者）是否有语音问题，是哪一类的问题，这些问题是不是可以通过语音治疗来解决。尽管比较多的腭裂孩子需要做语音治疗，但是并不是全部的孩子都需要做，只有确实存在语音表达和沟通问题的孩子才需要做治疗。一般在语音治疗前需要做的检查如下。

（1）口腔检查（图12-7）：检查孩子牙齿、咬合、手术后上腭伤口恢复的状况。

（2）发音的评估：采用专用的语音清晰度评估表检查孩子现在说话的状况，有没有发音的问题，确定有哪些发音问题。

（3）语言能力的评估：主要是针对小年龄的孩子，让其与同龄的孩子进行对比，评估孩子的语言理解和表达是否达到正常水平。

（4）鼻咽喉镜检查（图12-8）：对说话有鼻音的患者需要进行鼻咽喉镜检查，确定患者有没有腭咽闭合不全的问题，是否需要做腭裂二期手术。

（5）听力检查（图12-9）：中耳功能不好的孩子，需要在语音治疗前做听力评估。

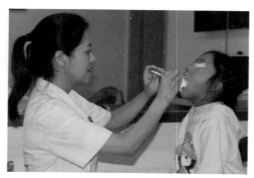
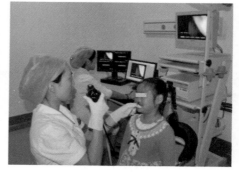

图12-7 口腔检查　　　　　　　　　　图12-8 鼻咽喉镜检查

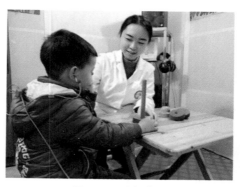

图12-9 听力检查

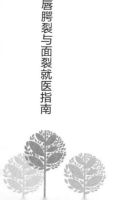

9. 语音治疗的流程与方法

（1）语音治疗的流程：治疗前经专业的语音评估及检查分析语音问题→确定语音治疗方案→制订语音治疗计划→语音治疗→评估治疗效果。

（2）语音治疗的方法：以医院的专业语音师治疗为主，家庭语音训练为辅的方法相结合。语音师通过患者的语音语言发展表现评估后，结合腭裂的特征，根据孩子的情况制订个体化的治疗方案。医院开展的语音治疗有不同的形式：一对一治疗、小组治疗、早期干预。治疗频率包括：每周 1 次，10 次为 1 个疗程；每天 1 次的密集型治疗，分别针对不同年龄和语音状况的患者选择不同的治疗形式。治疗内容包括舌头的练习、口腔气流控制、声音识别、声音组合等。治疗从易到难，从发音动作到单字，再到词组，再到句子，最后流畅对话。

10. 如何认识语音治疗的效果

对语音治疗的效果，需要从以下几个方面认识。

（1）语音治疗一定会有效，但是效果不会立竿见影，需要等待一定的时间。纠正孩子错误的发音方法和习惯，单字纠正后，到自由说话的水平，需要一段学习和练习的时间。

（2）对不同的孩子，语音错误的问题和程度不一样，语音治疗需要的时间也不一样。

（3）一些成年患者，错误的说话习惯已经很固定，不能希望短期的语音治疗达到普通人水平。

（4）语音治疗只能改变患者说话的方法，不能消除鼻音和鼻漏气。鼻音和鼻漏气是因为患者腭咽闭合结构和功能的问题，只能通过手术纠正。

11. 家长如何配合语音治疗

在语音治疗中，家长良好积极地配合治疗至关重要。配合得好，很快就能看到孩子的进步，而且治疗周期也会更短。家长配合的内容主要包括以下几个方面。

（1）严格遵守治疗安排，准时带孩子到医院，不迟到、不间断，否则会打乱整个治疗节奏，影响治疗效果。

（2）在家每天陪着孩子巩固练习 10~15 分钟。孩子在医院只是学会了正确的说话方法和规则，这些新的方法必须通过不断地重复练习才能稳定下来。每次医院的治疗课结束后，语音师会给孩子一些练习内容，请家长每天陪伴孩子完成。语音治疗没有捷径，必须重复练习。

（3）在亲子互动中练习发音。孩子很难刻板地坐下来机械练习，在平常生活中的亲子互动时间里，加入语音师教的发音游戏，有利于孩子更快地掌握、熟悉新的发音方式。

（4）观察、记录孩子在家练习的情况，把孩子说错的声音记录下来，下次到医院时告诉语音师。孩子在家有最多的说话机会，一些比较隐蔽的问题可能在家里才出现，家长反映给语音师，可以帮助语音师评估治疗计划是否有效，并且及时调整。

（5）不随意更改训练方法。针对一些情况，语音师会采取一些特殊的方法引导孩子发音，如吐舌头或牙齿咬住舌尖等，一些家长会认为这样说话很奇怪，而采用他们自己认为正确的方法让孩子练习，而家长的方法往往无效。所以家长对治疗的方法有任何疑问或不理解，请及时和语音师沟通，不要随意改变治疗计划或方法，以免影响治疗效果。

12. 家庭中能做哪些事情来帮助孩子更好地发音

父母是孩子语言学习发展中最重要的老师和朋友，良好的家庭语言环境可以促进腭裂孩子的语音发展。孩子从婴儿阶段就开始学习语言，建议家长在家里做多种语音游戏来帮助孩子更好地说话。

（1）1～2岁的孩子：这个阶段，声音的输入很重要。"输入"就是让孩子听声音、感受声音、认识声音。家长需要做的是多说话给孩子听，让孩子的耳朵和大脑熟悉各种声音。

（2）3岁的孩子：鼓励孩子尽快开口说话。家长需要多跟孩子互动，做各种发音前的舌头和气流游戏，锻炼孩子对嘴唇和舌头这些发音器官的控制力。游戏包括：

1）舌头游戏：舌头上下左右转动，教会孩子控制舌头（图12-10）。用汤匙轻轻推压舌尖，教孩子体会舌头的力量。

2）气流游戏：让孩子知道嘴巴可以"吹风"，可以吹出不同的"风"。"吹风"的类型：①直接张大嘴巴吹风，可以发出/hu……/的风；②先闭上嘴巴，然后快速地喷出一口气，吹出/pu……/的风；③摆出微笑的嘴巴，露出牙齿然后，慢慢吹出/x……/风（图12-11）。这些游戏可以教会孩子发音的几种基本气流，为后面的正确发音做准备。

（3）3岁以上：可以在气流和舌头游戏的基础上，练习一些基本的口腔发音。例如，舌头从牙齿上滑下来，说出"啦"的声音；舌头推牙齿，说出"特"

的声音；牙齿漏气了，说出"西"的声音。这些简单的声音都可以在家里练习。

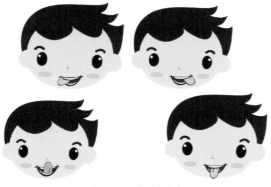

图 12-10　控制舌头

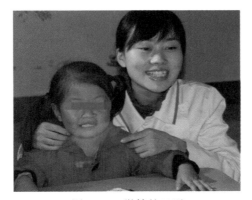

图 12-11　微笑的口型

13. 吹气球、口琴等能改善患儿的发音吗

　　吹气球、口琴的练习只能让孩子体会气流从嘴巴里吹出来的感受，对于那些只会用鼻子吹气不会用嘴巴吹气的孩子有一定的帮助，但是不能纠正发音。大量的研究都已经证实，人们吹气、吸吮和吞咽时候的气流与说话发音的气流控制完全不同，参与运动的肌肉也不同，所以这些练习不是发音的练习，不能改善发音。

　　吹气球、口琴时，气流直接从肺里呼出来，不加任何处理到达嘴唇，再到气球和口琴里。而发音时，肺里的气流出来，需要声带、腭咽口、舌头和牙齿等多个器官的协调运动，才能变成规则的、有意义的语音。两者的原理、过程完全不一样，所以试图用吹气球或口琴来改善孩子说话只是徒劳，对发音没有帮助。

14. 让患儿读报纸和课文对语音康复帮助大吗

语音治疗是一个从简单到复杂的连续过程，在语音治疗的后期，孩子学会了正确的说话方法，单字、词都掌握后，需要过渡到比较长的句子练习，这时需要让孩子通过读课外书、讲故事这些比较复杂的活动巩固新学会的发音方法。需要注意的是，如果孩子还没学会新的发音方法，单纯的读报纸，相当于不停地巩固错误的发音方法，只会让错误习惯越来越严重。

15. 家长可以自行训练腭裂术后患儿的发音吗

家长在家的练习可以帮助小年龄的孩子学习发音的基本动作，增加孩子说话的频率，创造说话的环境和机会，而且孩子说话的练习很多都需要在家里完成。对于已经养成了错误发音习惯的孩子，家长很难自行训练，尤其是"代偿性构音"这一类的特殊语音障碍，家长一般不能分辨，往往只能听出孩子说的声音是错误的，但是不知道错误的原因，更不知道该从哪里着手纠正，甚至还会往错误的方向训练，如鼓励孩子憋着气说话、声带用力说话等，这些会造成更严重的说话问题。

16. 手术的年龄会影响腭裂患儿语音的康复吗

手术年龄会影响腭裂语音的康复是公认的事实，已经被国内外大量的研究证实。目前，国际公认的腭裂手术最佳年龄为 6～12 月龄，因为从语言发展的角度来看，孩子在 1 岁时候可以说出第 1 个有意义的词，然后语言就会快速发展，选择在 12 月龄前做手术，就是让孩子在语言快速发展的早期有了正常的发音器官，就此开始正常地说话。如果延误，孩子可能自动适应腭部的裂隙，养成错误的发音方式和习惯，需要通过手术后的语音治疗改善。

17. 错过最佳手术年龄的患者语音还能恢复吗

最佳的手术年龄是综合孩子语音发展和伤口肌肉恢复能力判断的相对时间段，如果孩子因为身体、发育等各种原因错过了这个时间段，可能会出现一些发音问题，但是不必焦虑，手术后，腭部结构恢复正常，及时复诊，按照语音师设计的语音练习计划，坚持治疗和练习，完全能恢复清楚的发音。

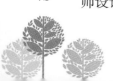

18. 腭裂患儿听力下降会影响语音吗

听力会影响语音。孩子会说话，是因为他们首先听到了声音，才会模仿声音。如果孩子听不见声音，就不会发出声音，这是聋哑儿童不会说话的原因，因为"聋"而导致"哑"。这就如同近视，近视不是盲人，但是在一定距离外，就看不清楚，听力下降的腭裂孩子不是聋儿，不会完全听不见声音，但是听不清楚很多声音，所以模仿说出来的声音才会含糊或错误。

19. 舌系带会影响腭裂孩子发音吗

舌系带过短（也称为"祥舌"）是所有家长们关心的问题，所以才会被误以为腭裂孩子说话不清楚是因为舌系带过短造成的。其实绝大部分腭裂孩子的发音不清楚都是腭咽闭合不全和错误的发音方法造成的，并不是舌系带的影响。如果孩子的舌头能轻松舔到上下嘴唇，就不是舌系带过短，也不会影响发音。一些孩子不能翘舌尖或不能舔到上腭，并不是因为舌系带短，而是运动不协调，可以带着孩子做舌头的轮转游戏，练习舌头的灵活度。真正的舌系带过短表现为舌头不能外伸、舔不到嘴唇、稍微上抬舌系带周围就容易发生溃疡，这样的情况，才适合做舌系带矫正手术。

20. 手术前训练腭裂患儿的发音有用吗

手术前，孩子腭部结构没有修复，家庭能做的说话练习很有限，多局限在气流练习、舌头游戏、口型锻炼这些说话的基础动作准备，还达不到完整说话的水平。但是这些练习对后期真正的发音很重要，孩子必须学会这些动作，才能在腭裂修补好后逐渐清楚地说话。

21. 大年龄患者术后应该注意的语音问题

大年龄的患者语音问题往往比较复杂，有多种错误的发音问题，如长期的腭裂导致的一些压力性声音缺失、用喉部声带发音、嗓音沙哑等。手术后，患者能明显感觉到鼻子不漏气了，鼻音减轻了，但是一些发音问题还是存在，并没有自行纠正，因此误认为手术对发音完全没有帮助。建议大年龄患者，手术后6～8周就开始进行语音治疗，在正常的腭部结构下，正确的语音治疗，能帮助大年龄患者快速改善说话。

22. 咽成形术后患者可能发生的语音问题

咽成形手术后，患者的咽腔缩窄，再加上局部伤口充血水肿的问题，呼吸的气道变窄，患者可能会感觉到呼吸不如手术前通畅，鼻塞、睡觉会打鼾和鼻音不足，声音闷闷的。一些需要鼻音的声音（如"妈妈""明年""星星""奶奶"）听起来鼻音不够，像是憋在嘴巴里，这些是咽成形术后较常见的表现，会随着伤口的恢复逐渐好转。

23. 什么是主观语音评估，什么是客观语音评估

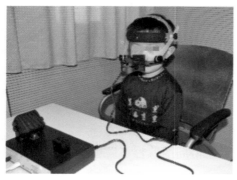

图 12-12 鼻音计检查

主观语音评估是语音师引导患者说一些特定的字、词和句子，分析判断患者目前的语音问题和手术效果。客观语音评估是语音师借助鼻咽镜、鼻音计（图12-12）、头影测量照片观察患者的腭咽部结构（图 12-13），确定患者是否有腭咽闭合不全的问题和腭咽闭合不全问题的严重程度。客观评估需要患者配合，一般 5 岁以下的孩子，因为配合度的问题，只能做主观语音评估，5 岁以上的孩子可以做客观评估。

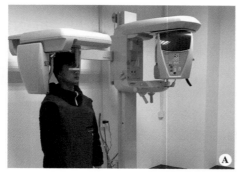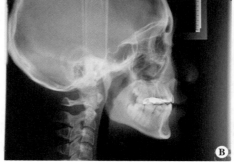

图 12-13 头影测量

A. 一位患者正在接受头影测量检查；B. 头影测量照片

24. 什么是鼻咽镜检查，每个腭裂患者都需要做鼻咽镜检查吗

鼻咽镜是一种带有镜头的柔软的内镜（图 12-14）。做鼻咽内镜检查时，医

生把鼻咽镜的软管小心地从鼻腔插进去，进入到腭咽口的界面后停下，让患者发音，腭咽口的肌肉组织在发音时收缩变化的过程和形态直接通过镜头传到显示屏上。医生从屏幕上很直观、很清楚地看到患者是否有腭咽闭合不全的表现和腭咽闭合不全的程度有多严重，并且判断患者是否需要做腭裂二期手术、需要哪一种二期手术治疗。鼻咽镜检查是腭裂二期手术前

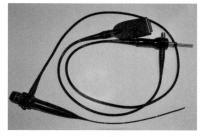

图 12-14　鼻咽内镜

必需的检查项目，也是目前全世界各唇腭裂治疗中心首选的腭咽功能检查设备。

　　不是所有的腭裂患者都需要做鼻咽镜检查，只有那些一期手术后说话有鼻音、鼻子漏气，语音师怀疑有腭咽闭合不全的患者才需要做。

25. 腭裂手术后什么时候才知道是否需要二期手术

　　腭裂一期手术年龄在 3 岁以内，在 5 岁时可以确定腭咽功能的状况，清楚地知道孩子是否需要做二期手术；一期手术年龄在 5 岁以上，手术后 1 年，根据复诊的腭咽功能检查结果，可以确定是否需要做二期手术。

26. 家长如何自行评估腭裂手术后的语音情况

　　孩子手术后神经、血管和肌肉都需要一定时间恢复，而且由于伤口肿胀、疼痛，手术后的第 1～2 周，孩子可能不愿意说话，发音的动作也不协调，所以声音听起来与手术前没有明显的改变，甚至比较含糊，这是正常现象。从第 6～8 周起，孩子的手术效果就能逐渐表现出来，如果您逐渐发现孩子的鼻音没有以前那么明显了，"爸爸""阿姨""弟弟""婆婆""兔兔"等声音能清楚地发出来，没有鼻子漏气的感觉，即说明腭咽功能恢复良好；如果孩子说话还是有很重的鼻音，1～10 数数时鼻子里还有漏气，"爸爸"听起来像"骂骂"，捏住鼻子时声音立刻清楚，则说明孩子的腭咽功能不完善，这时需要和医院联系做进一步的检查。

27. 腭裂手术后什么时间复诊，需要复诊几次

　　腭裂手术第一次复诊时间定在 3 岁半，这时孩子的语言能力和理解配合度已经有了一定程度的发展，复诊的目的是初步评估孩子的腭咽功能是否正常和

语音是否发展的问题，及时发现问题并尽早干预。

第二次复诊时间为 5 岁，这时孩子的语音发展已经接近成人的水平，理解和配合度更好，手术后的腭咽功能已经完全稳定，可以配合做正式的语音评估。对于有鼻音和鼻子漏气的孩子，需要结合鼻咽镜检查，确诊有腭咽闭合不全的孩子，需要做二期手术。

第三次复诊时间为 8 岁，评估孩子的发音、腭咽功能是否完全稳定。

8 岁后每两年常规复诊 1 次，直到 16 岁。这时孩子进入青春期，咽部的一些结构有所变化，滤泡状的腺样体开始萎缩，咽腔的空隙增大，有可能会出现鼻音或鼻子漏气的现象，要注意观察变化。在此阶段，如果家长有任何疑问或孩子出现任何语音变化，都可以随时复诊。

第十三章　腭裂患儿的中耳问题与治疗

1. 为什么有腭裂就容易患中耳炎

中耳炎的发生与咽鼓管堵塞密切相关，而腭部肌肉在维持咽鼓管通畅中发挥着重要作用。咽鼓管一头与中耳腔相通，另一头与腭咽腔相通（图 13-1）。因为腭部肌肉断裂，所以腭部肌肉收缩使咽鼓管张开的效果大大减弱，咽鼓管易闭合；腭裂还导致食物反流，堵塞咽鼓管，中耳腔内的分泌物不能经咽鼓管排出，导致中耳积液，也称为分泌性中耳炎。

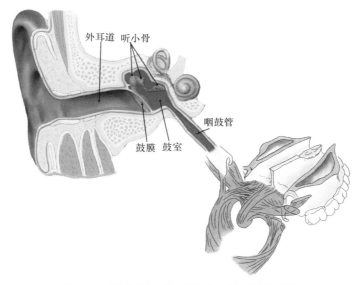

图 13-1　腭裂-咽鼓管-中耳腔位置关系示意图

2. 分泌性中耳炎是什么样的疾病

分泌性中耳炎也称为浆液性中耳炎，表现为中耳积液（图 13-2），无一般炎症的红、肿、热、痛症状。积液为蛋清样透明黏稠的液体，与游泳时耳朵进水引起的效果类似，影响听力，一般为轻度听力下降。患儿能听到父母说话，有回应，故家长多误以为患儿听力正常，其实患儿听到的声音不够清晰，影响患儿的语言模仿和发音清晰度。

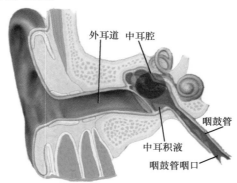

图 13-2　分泌性中耳炎

3. 腭裂患儿听力检查的时间

在全国正规产科医院，所有的新生儿都要例行筛查听力，新生腭裂患儿也会常规进行听力检测，这只是初步检测。腭裂患儿通常比其他新生儿听力筛查未通过的比例高，高的原因与腭裂导致咽鼓管不够通畅、中耳积液有关。腭裂手术可以治愈中耳炎，腭肌恢复正常位置和连接，咽鼓管开张会得到改善，中耳积液可经咽鼓管流出，部分患儿的中耳积液消失，分泌性中耳炎可自行好转。

对中耳积液还可以采取鼓膜切开置管术这种更加积极的治疗，对于有中耳积液的患儿，在腭裂手术中同时行鼓膜切开置管，可以更快、更有效地消除积液。

因此，在患儿入院行腭裂手术前的检查项目中，应常规做中耳功能检查，以便对腭裂伴发中耳积液的患儿及时治疗。在手术后，还需要对患儿的中耳功能进行追踪观察，在 3 岁前最好每半年进行一次随访检查，在 4 岁以后加做纯音测听。

4. 分泌性中耳炎该如何治疗

分泌性中耳炎有中耳积液，应积极治疗。通常在腭裂手术中同时行鼓膜切开置管，在鼓膜上无重要结构的部位轻轻刺破，形成 1～2mm 的小切口，嵌入一个直径约 1mm 的通气管（图 13-3），可有效地消除中耳积液。置管半年至一年，再次检查中耳功能，中耳积液消除者，取出通气管，鼓膜上的置管小口 1

周后会自行封闭。大部分鼓膜置管后中耳积液消失，小部分仍有中耳积液者，需重新置管，直至中耳积液消失。

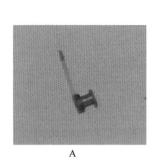 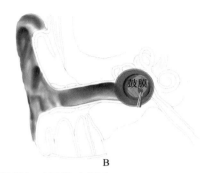

图 13-3　鼓膜切开置管示意图

A. 中耳通气管；B. 鼓膜切开置管示意图

5. 中耳炎治好了为什么又会复发

分泌性中耳炎发生的原因是咽鼓管口堵塞。虽然腭裂手术有助于咽鼓管口开张，鼓膜置管有助于中耳积液消失，但还有其他原因造成咽鼓管口堵塞，如小儿鼻咽部增殖腺增生肥大、小儿反复上呼吸道感染导致鼻咽部组织肿胀、软腭短小导致腭咽闭合不全时食物反流堵塞咽鼓管口等，都可能导致分泌性中耳炎的反复发作。

6. 新生儿听力筛查不过关怎么办

新生儿听力筛查主要是排查有无先天性听力损害，是筛查内耳的听神经有无问题。初次筛查常规在新生儿出生后 3～5 天进行。初筛没"通过"或初筛"可疑"甚至初筛已经"通过"，但属于听力损失高危儿（如腭裂患儿），都需要在出生 42 天内进行听力复筛。第 2 次筛查未通过的患儿，还需在 3 月龄接受听力评估。筛查未通过，影响因素较多，其中中耳积液是主要影响因素。腭裂导致的中耳积液在腭裂手术后部分会消失，术中同时行鼓膜切开置管，积液消失的可能性更大。一旦积液消失，患儿只要没有听神经的问题，听力筛查就能过关。听力筛查不过关，还有很多因素，常见的有检查时患儿烦躁、身体动度大，或有上呼吸道感染症状，如咳嗽、流涕等。为了避免假阳性结果，应在患儿安静时测试，避免在上呼吸道感染期间测试。排除上述因素，多次听力筛查不过关者，应咨询听力专科医生，进行整体的综合评估，在 3 岁以前及时治疗。

7. 中耳功能异常与听力损失是一回事吗

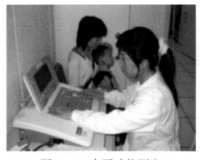

图 13-4　中耳功能测定

中耳功能有多项,包括中耳压力、鼓膜动度、听骨链动度、镫骨肌反射状态、咽鼓管功能及听力。前 5 项常常用中耳分析仪进行检测,称为声导抗测听,也称中耳功能测定(图 13-4),综合了解鼓膜振动并经听骨链等传音结构传到听神经的各个环节的灵活性及其有无异常(图 13-5)。某一项轻度异常可能并不影响听力,但多项异常的累加效果常常会出现听力下降。

听力是听到一定强度声音的能力,是患者对声音的敏感性。需要采用专门的听力计检查患者的听力。声音的强度用分贝表示,声音越小,分贝越低。能听到 1～25 分贝的声音都是正常听力。听力异常受两大因素的影响:一是中耳的各个传导声音的环节;二是内耳听神经感受声音的环节。其中任何一个方面出现功能障碍,都可能导致听力下降。

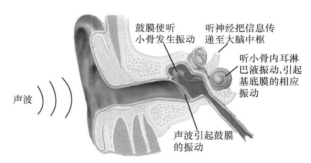

鼓膜使听
小骨发生振动

听神经把信息传
递至大脑中枢

听小骨内耳淋
巴液振动,引起
基底膜的相应
振动

声波

声波引起鼓膜
的振动

图 13-5　声音的传导及感知过程

8. 腭裂患儿中耳功能异常会影响将来的听力吗

声音被感知的过程是这样的:声音传入外耳道,经过中耳的声音传导系统将声音放大并传入内耳,由内耳的听神经感受声音(图 13-5)。中耳是其中的一个环节,中耳功能异常有多种表现,部位不同、异常程度不同,对听力的影响也不同,但或多或少都有影响。正常人能听到 25 分贝强度以下的声音都属于正常听力。当只能听到 26～40 分贝强度的声音,属于轻度听力下降,表现为听远

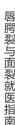

处说话困难，如为学龄儿童，常需坐教室前排才能听清老师的讲话；如果只能听到 41～55 分贝强度的声音，则为中度耳聋，表现为听一般谈话有困难，只有在这时，家长才会察觉患儿有听力异常。

中耳功能异常中的分泌性中耳炎，出现中耳积液。中耳积液并无明显症状。年龄较大的儿童可述有耳塞、胀满感。部分继发细菌感染后，可转化为化脓性中耳炎，表现为耳心疼痛，患儿烦躁、哭闹，常引起鼓膜穿孔、外耳道流脓、发热等症状。反复化脓性感染可导致中耳听骨链粘连，出现中重度的传导性耳聋，患儿的语言学习和说话将受到明显地影响。这种潜在的危害性应引起家长的高度重视。

第十四章　唇腭裂术后牙颌面畸形矫正的
适应证与方法

1. 什么是唇腭裂继发的牙颌面畸形

　　我们在向唇腭裂患儿家长介绍序列治疗计划时，经常提到的重要一环是针对继发牙颌面畸形的整复。对此，家长们常提出这样的疑问："我们的宝宝做完嘴唇和上腭的修复手术后已经获得了很好的效果，难道以后还会出现新的畸形吗？"

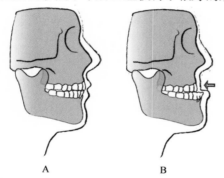

图 14-1　唇腭裂继发颌骨畸形特征性凹陷面型

A. 正常面型；B. 凹陷面型

　　其实，很多细心的家长会观察到，随着唇腭裂宝宝逐渐长大，原本较为整齐的牙齿和协调的面部形态可能会出现一些异常。典型的表现包括牙齿变得拥挤紊乱，下牙反咬上牙，面中部凹陷而下巴前突，即俗称的"地包天"和"月牙脸"（图 14-1）。这些异常最早会在患儿 5 岁左右开始显现，并随着生长变化越来越明显。

　　这一系列的情况在患儿出生时不存在，但在生长发育过程中逐渐显现的牙齿错乱和面型异常，即被称为唇腭裂继发牙颌面畸形。

2. 唇腭裂患者牙颌面畸形形成的原因

　　这类继发畸形是如何发生的呢？要回答这个问题，我们首先需要了解面部的正常发育过程。

　　就如同身高的增长来自于躯干骨骼的延长，面型的变化也同样取决于面部骨骼的生长。正常情况下，位于面部中央的上颌骨和面部下部的下颌骨协调向前生长，从而保证我们的面部从出生到成年都保持良好的突度和协调的比例关系。

然而，唇腭裂患儿上颌骨的生长常受到一系列内外因素干扰。首先，唇腭裂患儿上颌骨的生长潜能本身就不同程度地低于其他儿童；同时，为保证恢复良好的鼻唇形态和发音功能，需要在幼儿时期实施修复手术。这些早期手术不可避免地会对上颌骨造成手术创伤和形成瘢痕，对其后续生长产生干扰（图14-2）。在上颌骨生长受干扰，而下颌骨正常生长的情况下，就会逐渐表现出面中部凹陷等继发颌骨畸形。

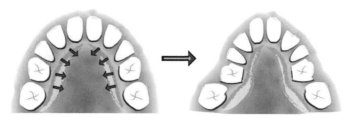

图 14-2　手术瘢痕限制上颌骨生长

由此可见，唇腭裂患儿面部骨骼生长发育受到干扰，是造成继发牙颌面畸形的主要原因。

3. 牙颌面畸形的危害与矫治意义

如果把鼻子和嘴唇的软组织畸形比作一座大厦墙面上的裂痕，那么牙颌面畸形就是大厦地基的塌陷、墙体的倾斜。鼻唇软组织畸形也许会在面对面交谈时被注意，而牙颌面骨组织畸形则会在更远的距离引起他人的关注。除了美观方面的影响，牙颌面畸形常会导致患者无法有效咀嚼食物，营养摄入不足而影响全身发育。再加上这两方面对患者造成的心理负担，牙颌面畸形会影响患者在成年期融入社会的心理状态。因此，牙颌面畸形在成年前获得有效矫治至关重要，对唇腭裂治疗最终效果的呈现起决定性作用，因此牙颌面畸形的矫治是序列治疗中不可或缺的重要环节。

4. 唇腭裂患者牙颌面畸形的治疗时机与方法

既然牙颌面继发畸形的发生是随生长发育变化的动态发展过程，那么其治疗时机该如何选择呢？一般来讲，牙颌面畸形的矫治时机主要取决于其严重程度，而不同的矫治时机也对应有不同的矫治手段。

牙颌面畸形最早在 3～4 岁即可显现，表现为乳牙"地包天"。此时可予以非手术的牙齿正畸治疗，以解除反咬的下乳牙对上颌骨生长的限制，避免加重颌骨畸形，但无法改变上颌骨的生长潜能。

7～12 岁是另一个颌骨继发畸形矫治时机。此期可通过外力刺激，促进上颌骨生长。大致方法是在牙列或上颌骨放置固位装置，通过佩戴在面部的牵引装置，以橡皮筋或弹簧向前方牵拉颌骨，称为前牵引（图 14-3）。该方法创伤较小而效果确切。

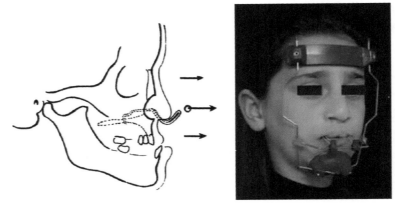

图 14-3　前牵引矫治面中部凹陷

　　若畸形遗留至成年尚未得到有效矫治，则需行颌骨矫正手术，将发育异常的颌骨分割后移动至正常的位置（图 14-4）。若颌骨移动量相对较小，可在术中即刻移动到位，即正颌手术；若移动量较大，则需要在术后持续牵引颌骨到正常的位置，称为牵张成骨。颌骨矫正手术效果确切，但复杂程度和创伤均较大。

　　总体来讲，在继发畸形发生的早期及时干预可以大大降低修复的难度及复杂程度。对于家长来说，最好的方法是按照医生的要求及时复诊，以便准确地评估患儿颌骨的发育水平，及时予以相关的干预措施。

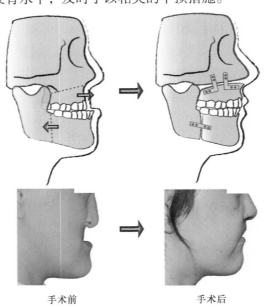

手术前　　　　　　　　　　手术后

图 14-4　截骨矫正面中部凹陷

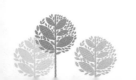

5. 颌骨矫正手术前患者需要进行哪些准备

颌骨矫正手术不同于鼻唇和口腔内的软组织手术，其意味着更大的手术创伤、更明显的术后疼痛及更久的恢复过程。因此，患者及家属必须做好充足的心理准备。通过与医生充分沟通交流，全面理解手术方式、预期效果及可能的风险和并发症，树立起改善面型的决心和对手术效果的信心。

此外，在住院时间方面也需做充分准备。正颌手术住院周期为 1～2 周；前牵引或牵张成骨在手术后还需要长达 1 个月左右的治疗周期。此外，颌骨矫正治疗在有条件的情况下最好配合牙齿矫正，需要每个月复诊。

6. 为什么颌骨矫正手术的费用比较高

除去时间上的成本，颌骨矫正手术要求更昂贵的手术耗材、更复杂的手术操作及更全面的术前术后护理。因此，其费用将高于唇腭裂序列治疗中的其他手术。但对于存在严重继发颌骨畸形的成年患者，这是唯一彻底改善容貌、咬合乃至生活质量的治疗手段，因此较高的治疗费用也是值得的。

7. 牙颌面畸形手术矫正前需要进行哪些检查

颌骨畸形矫正手术的原理是移动面部骨骼的位置，因此决定其手术效果的核心在于精确的手术设计。手术医师需要通过牙齿取模、CT 扫描、三维照相等方式，获取患者面部所有三维信息，同牙齿正畸医生一同分析设计，并模拟手术效果。术前设计需要 1 周左右。

与此同时，颌骨矫正术前需完成包括血尿常规、凝血功能、肝肾功能、传染性疾病、心电图、胸部 X 线片等在内的常规全身麻醉手术检查。由于颌骨矫正手术创伤较大，存在失血较多的风险，会在术前常规做输血准备。

8. 如何认识牙颌面畸形手术后的效果及变化

对于牙颌面畸形手术后的效果，用"脱胎换骨"来形容也毫不夸张。很多患者在手术后都需要更换证件照片。由于直接着手于决定面部形态的骨骼，手术常能将患者的面型从"异常状态"跳过"普通"直接改变至"美学状态"。

与此同时，患者必须认识到术后即刻达到的效果可能会有一定程度的复发。尤其是畸形程度较重的情况下，早先手术遗留的瘢痕可能会将术中移动的颌骨

"拉回"到原先的位置。有经验的医师会根据每名患者的具体情况做出不同程度的"过度矫正"。因此，患者应对术后恢复阶段出现的效果变化有心理准备。术后效果一般在半年左右稳定下来。

患者和家长常遇到的另一个困惑："为什么我的面型改善后，鼻子显得更塌了？嘴唇瘢痕显得更明显了？"其实，牙颌面畸形手术并没有改变鼻子、嘴唇的形态，就好比抬高了下方的地基而没有抬高房屋的架构。此外，解决了面型异常这一主要问题后，鼻子嘴唇部分相对次要问题就会得到凸显。此时就需要后续针对鼻唇软组织行二期手术，进一步改善容貌。

9. 牙颌面畸形手术后的护理方法

牙颌面畸形矫正的手术范围较大，术后要求更加密切和有针对性的护理。家属在术后护理中的作用至关重要。

手术后常会保留患者鼻腔内的插管，需要密切关注患者有无呼吸困难、口唇颜色的变化及血液内的氧含量水平。面颊手术区域会予以绷带加压和冰敷等措施预防术后出血。同时，手术会在口内遗留伤口，在口内出现较多的血性分泌物，需要家属辅助患者抽吸，同时配合护理人员密切观察伤口出血情况，有无频繁吞咽动作及面部肿胀变化情况。

术后 2～3 天患者情况平稳后，营养摄入和口腔卫生维护成为护理的重点。患者在术后 1 个月内只能摄入流质饮食，家属应积极配合护理人员的指示，提供足量、全面的营养支持，记录每天进食情况，为医护人员调整输液量提供参考。

此外，术后较长的恢复过程可能给患者带来较大的心理负担，家属应帮助患者认识到手术带来的巨大改变，帮助患者建立克服术后疼痛和进食困难的信心。

10. 牙颌面畸形术后的复诊内容与时间安排

牙颌面畸形术后复诊的主要目的在于评估效果稳定情况，以便必要时予以早期干预。一般建议在术后 1 个月第一次复诊，无特殊并发症即可开始必要的牙齿正畸治疗，正畸治疗一般需要每月复诊。此外，可以在术后半年左右考虑去除植入的钛板，术后 1 年拍摄 CT 评估最终整复效果。

唇腭裂与面裂就医指南

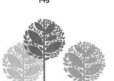

第十五章　唇腭裂患者的心理关怀

1. 为什么要特别关注唇腭裂患者的心理

　　面部是一个人极为重要的标记，人与人交流时，首先注意到的就是一个人的脸，我们对一个人的"第一印象"、再认、回忆等都是从面容开始的。面部是人体裸露最彻底的部位，又是表情的具体显露部位。因此，面部的变形对于一个人来说，要比身体其他部分的变形导致的心理冲击更大。

　　唇腭裂作为一种先天畸形，主要影响容貌与发音，这两者恰恰是个人形象的主要部分。嘴唇是面部运动最多的部分，如果我们把一个人比喻为一个"风景区"，那么人的面部就像这个风景区里的"核心景区"，而嘴唇就是这个核心景区里的"动感景区"，如此重要的"风景"出现缺陷，对一个人自信心的影响是很大的。此外，腭裂导致的发音不清，也直接影响到人际交流效果（图 15-1）。

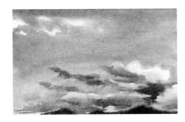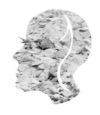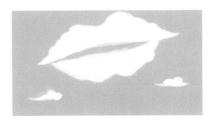

图 15-1　人、面部、嘴唇寓意图

　　有研究表明，人际关系是影响心理健康的主要因素，而心理健康又是影响一个人主观幸福感与生存质量的主要因素。关注唇腭裂患者的心理，可以提升患者的心理健康水平。心理健康是患者身心健康、生活幸福的重要保障。

2. 家长的心理状态对孩子成长的影响

　　孩子成长的过程，离不开父母的照料，孩子生活与社会技能的发展，也是一个不断模仿的过程。父母的心理健康状况，在早年决定着孩子的身心发育。研究表明，在婴儿期，父母及直接抚养人给婴儿提供及时的照料，充分的爱抚，积极的语言、动作与情感互动，可以为孩子提供充分的生理满足感及足够的心理安全感，建立起安全稳定的婴儿与抚养人的关系，专业上称为"安全型依恋"，这样有利于婴儿身心健康发育。如果父母心情不佳、心思不定甚至带着严重的焦虑、抑郁、悲伤或愤怒等情绪，会影响到父母对孩子的充分照料与互动，孩

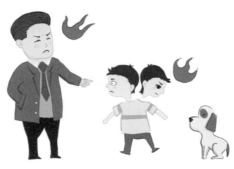

图15-2　家长不良情绪对孩子影响寓意图

子就可能出现一系列生理与心理健康问题。此外，随着孩子年龄的增长、生活与社会技能的发展，对外界人、事、物的认识与看法，面对问题时的态度与处理方式甚至人生观、价值观与世界观的形成，绝大部分都取决于父母的示范与引导。因此，父母及其直接抚养人的心态是积极的还是消极的、是乐观的还是悲观的、是宽容的还是狭隘的等，都可以对孩子造成直接的影响（图15-2）。

3. 唇腭裂胎儿的妈妈的心理调节方法

　　绝大多数孕妇，在产检过程中得知胎儿患有唇腭裂时，几乎都会经历严重的负性情绪（通常说的不良情绪）过程，可出现紧张、焦虑、抑郁、悲伤、沮丧及睡眠改变等心理反应，专业上称为应激反应。这个阶段能否顺利度过决定着妊娠期的母婴身心健康水平，因为孕妇心情紧张可使肾上腺素分泌增加致血管收缩，使返回子宫的血流减少，导致胎儿所需的营养和氧气也减少。孕妇长期情绪不好可能导致孩子在子宫里发育不好、早产等。有研究表明，孕妇拥有好的情绪能够成就一个优秀积极的孩子，反之孕妇在孕期一直保持低落的情绪则会让孩子出生后变得内向，这可能会影响到孩子健全的性格发展（图15-3，图15-4）。因此对孕妇的心理状态应给予充分重视与关注。首先，作为第一诊治者的医生，应尽量给孕妇以安慰、鼓励、积极支持等情感关照；并在可能的情况下提供唇腭裂专科医疗信息（疾病常识及专业医疗单位信息等）。其次，作为孕妇的家人，尤其是丈夫及共同生活的亲属，要第一时间稳定自己的情绪并及早为孕妇提供及时的情感支持与充分的陪伴。经验表明，尽早、尽快、积极地寻求唇腭裂的专业医疗支持（医疗单位、专科医生、疾病知识），对稳定和缓解孕妇及其亲属的负性情绪反应具有重要的作用。另外，孕妇本人可以通过向亲友倾诉、合理宣泄（如哭泣等）、转移注意力（如听音乐、看电影、阅读、散步、积极投身胎教）等措施有意识地进行调节，不要任由自己长期处于

负性情绪之中。如果以上措施无法达到心理调节的效果，就需要寻求专业心理医生的帮助。

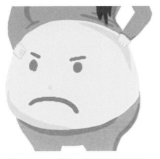
图 15-3　孕妇心情寓意图 1

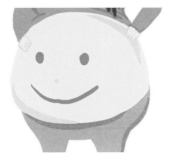
图 15-4　孕妇心情寓意图 2

4. 初生唇腭裂孩子家庭的心理调节措施

据保守估计，一个唇腭裂孩子的出生，至少会波及 6 个家庭成员。其中孩子父母以及祖父母等直接家庭成员所受的心理冲击更大。孩子母亲（或父亲）可出现"打击综合征"，表现为震惊、否认、愤怒、悲伤、自责、内疚甚至绝望等一系列心理反应（图 15-5）。家庭成员可用以下措施进行调节：①孩子出生之初，医务人员应有意识地给家庭以必要的信息及情感支持；②家庭成员之间需要相互敞开心扉，说出自己的感受，并相互接纳、安慰、鼓励；③要充分发挥家庭内"主心骨"成员的"稳定"作用，

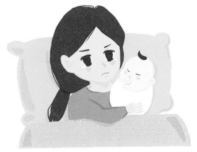
图 15-5　产妇心情寓意图

当有一个人从打击中走出并开始积极面对问题时，其他成员的态度也会被感染而变得积极；④积极寻求来自唇腭裂医疗团队的帮助，如当面与医生交流，参观唇腭裂病房，见证治愈的患者、与患者家长交流等，都是强有力的心理调节措施；⑤积极争取到来自亲友、社区、单位等家庭以外的关心与帮助，这些也可以起到缓解心理压力的作用；⑥如果以上措施效果不好，或家庭内出现激烈的冲突与情绪反应，则需要寻求专业心理医生的帮助。

5. 家长应怎样面对旁人对孩子的好奇与歧视

唇腭裂孩子未手术前（或手术后效果不佳），会因为明显的容貌缺陷及语音

不清而引起旁人的好奇与歧视（图 15-6）。尤其在孩子出生之初，许多家长自己也可能尚未完全接纳孩子，因此对旁人异样的眼光和好奇的询问更为敏感。怎样克服自身障碍，勇敢坦然地面对外界，是许多家长常常问及的问题。笔者认为：①作为家长，应积极调整自己，提醒自己尽量不要太在意别人的看法，要充分认识到唇腭裂是由于疾病所致，并不是自身的过错，尽量克服自卑（或低人一等）的心态，勇敢面对，坦然接受。②对于一时尚不能完全接受的家长，也不必因此而内疚自责，允许自己慢慢接受，相信时间可以带来改变，不给自己施加额外的压力。③在早期可以尝试外出时适当遮挡婴儿面部，或由别的亲人或保育人员怀抱婴儿，父母亲跟随前行，之后逐渐试着自己面对。因为"回避"在某种程度上也是一种很好的心理防御方式，不过需要注意的是，这种短期的回避行为不应影响对孩子的就医与日常照料。④当父母接触到更多唇腭裂专业信息、掌握了唇腭裂孩子的喂养与护理知识，并可以坦然接受后，在面对旁人的好奇与歧视时，不妨做一个"积极""热心"的"唇腭裂科普解说者"，因为作为"当事人"的孩子父母，你的积极乐观和充分的接纳可以感染旁人，为你赢来更多的关心和支持。反之，面对"有问题的孩子"，一个退缩躲闪的父母可能更容易激起旁人的好奇与关注（图 15-7）。

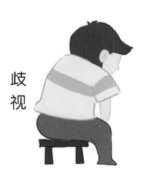

图 15-6　孩子遭受歧视寓意图

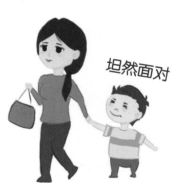

图 15-7　坦然面对歧视寓意图

6. 婴幼儿期唇腭裂孩子的心理特点

许多人以为婴儿是没有心理活动的，其实，婴儿仍然存在"认知""情绪""行为"等心理特点。只是婴儿期的认知发展相对局限，多以无条件反射或条件反射的形式存在，但婴儿情绪与行为却有显著的特点。尤其唇腭裂婴儿，由于裂隙存在，其吸吮、吞咽等基本生理功能受限，导致婴儿的生理需要不能及时被满足，因而其情绪与行为表现可能以进食障碍、易哭闹、烦躁、睡眠差、动作迟缓、不活跃等形式多见，儿童心理学将其归为"难养型"气质类型婴儿（图 15-8）。研究表明，畸形程度越重的唇腭裂婴儿，越多表现为"难养型"气质类型；畸形程度不重的唇腭裂婴儿，则多表现为"易养型"气质类型；此外，在唇腭裂婴儿中，其"中间型"和"启动缓慢型"气质类型比例高于健康婴儿。

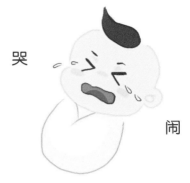

哭

闹

图 15-8　"难养型"婴儿寓意图

7. 婴幼儿期家长对孩子的心理关怀措施

　　心理学观点认为，婴儿期儿童心理的健康发展，有赖于其饮食、排便、睡眠等基本生理需要的满足。因此，婴儿出生后，要让他吃饱、睡好、勤换尿布；营造安静、清洁的卫生环境，避免强光、噪声等各种不良刺激；充足的营养和睡眠能使婴儿生理上得到满足，产生愉快的情绪。强调尽可能的母乳喂养和奶嘴喂养，因为婴儿最初对外部世界的感知更多是通过嘴的触觉来进行的，当母亲搂抱婴儿入怀给以母乳喂养时，产生母子肌肤之亲，彼此"眉目传情"，建立"心灵交往"，母爱给予婴儿良好的刺激，使婴儿感到满足，产生亲切感和安全感，其心理得到健康发展（图 15-9）。

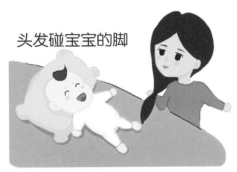

头发碰宝宝的脚

图 15-9　母亲与婴儿积极互动寓意图

119

　　此外，家长要克服负性的情绪，对婴儿的态度要注意保持心平气和、情绪稳定；要鼓励母亲及亲人拥抱、亲吻孩子，并和孩子说话，有积极的眼神交流与互动，这样可以给婴儿带来愉快、安全、信任等感觉，有助于建立良好的母婴关系。应尽可能提供色彩鲜艳、丰富多样的玩具，以及多姿多彩的适宜刺激、动听悦耳的音乐和足够的活动空间，让他们在"摸爬滚打"中发展其视觉、听觉、嗅觉、触觉、语言等功能。例如，在洗澡或喂奶前，让婴儿俯卧在床上几分钟，训练仰头、发展头部动作；在睡醒、喂哺后可逗引婴儿玩耍、摇晃摇铃、定时听音乐以训练其听觉；拿色彩鲜艳的玩具逗他们睁眼看并训练其追视能力以促进其视觉的发展；给婴儿抓握小棒及成人的手指，以训练皮肤感觉及手部动作；在喂哺、清洗、换尿布的同时，对婴儿说话，让其从成人的说话声、笑声和看到成人的笑脸中感到情绪的愉快，从对外界的刺激中作出反应，促使感觉灵敏。通过对孩子的早期教育，全面促进婴儿认知、情绪、行为、言语及社会性的健康发展。

8. 儿童期唇腭裂孩子的心理特点

　　儿童期的唇腭裂孩子开始注意到自己的畸形，会发现自己与其他儿童在容貌和语音上的不同,或由于受到其他儿童的嘲笑而开始意识到自己的问题。部分孩子可能由于唇部手术效果不佳或腭裂语音以及继发的一些听力障碍等原因，使得他们在学习语言、与人交流、理解和回答问题等方面的能力都有所下降,孩子可能因此而逐步形成性格内向、性情孤僻等心理特点。此外，由于儿童期的孩子正处于唇腭部的二期手术、牙槽突裂植骨手术及正畸治疗和语音治疗等唇腭裂序列治疗的重要时期，他们在治疗过程中不得不经常缺课，因而存在更多的学习困难。异常面容及消极的社会反馈在阻碍儿童正常自我概念形成的基础上，进一步导致自卑情结、孤独隔离感等异常心理状态。其中最常见的是自尊心受损，文学中应用的"自惭形秽"就包含着自卑的意思（图 15-10）。

　　出于自我保护的需要，为了抵御来自外界的不良影响，孩子容易形成异常的"心理防御"机制，他们通常会采取本能的反应方式而出现攻击、退缩及逆反行为。表现为不愿与同伴交往、更愿意独处、不愿参加新的活动、不愿进入陌生的环境、在社交场合表现痛苦或出现身体不适情况，以及表现出敌意、挑衅等行为。由于缺乏与同伴的交往，孩子无法学习到如何更好地与人交流的技巧、无法学习到如何恰当地表达和控制情绪以及如何处理内心的焦虑和冲突，可出现情绪性障碍，如焦虑、抑郁、儿童躁狂症等（图 15-11）。情绪性障碍主要表现为兴趣下降、睡眠问题、情绪变化无常、易激惹，以及各种躯体不适的症状。

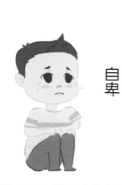

图 15-10　孩子自卑寓意图

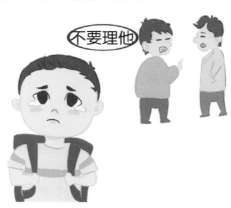

图 15-11　孩子遭受孤立寓意图

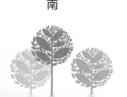

9. 儿童期家长与孩子建立良好亲子关系的方法

　　儿童期的成长主要是获得书本知识，建立初步的社交关系，他们希望得到老师、家长及同龄人的认可与亲近。这个时期的儿童具有极大的可塑性，教师、家长的教育方式及周围环境都会对他们心理发展起到至关重要的影响。如果家长不注意孩子的感受，只一味地强调唇腭裂孩子自己要"勇敢""坚强"，对孩子出现的挫败与退缩进行空洞的鼓励或责怪，就很有可能使孩子处在孤立无援的境地，从而出现攻击、社交退缩或行为抑制等问题。

　　因此，在儿童期，家长应注意塑造孩子的自信心，以"无条件接纳"与"积极关注"的态度对待孩子，在任何情况下都选择积极支持和鼓励孩子，尽量放大其优点，在一言一行、一举一动中让孩子感受到家长为他（她）自豪，为他（她）骄傲。应尽可能多地给予孩子深度陪伴，即细致地参与到孩子的日常生活、了解孩子的人际交往与同伴关系及学习情况，鼓励并陪同或帮助其跟同龄孩子交往，并养成乐于助人的好习惯；注重培养孩子的独立能力，有意识地锻炼其意志力与对抗挫折的能力；帮助其养成良好的生活与学习习惯。家人及老师等要为孩子营造和睦温馨的家庭氛围及安全、放松的学校氛围；同时要多鼓励、肯定、接纳孩子，保护孩子的自尊心，树立其自信心。此外，根据其个性特点发展广泛的兴趣与爱好，培养孩子多方面的能力，这些也是提升其自信心的良好措施（图15-12）。

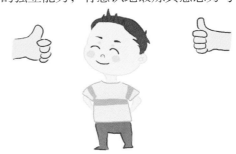

图 15-12　家长与孩子良好亲子关系寓意图

121

10. 家长应怎样面对孩子关于自己外貌或语音的疑问

　　对于唇腭裂先天畸形的事实，许多家长在孩子年幼时选择"隐瞒"，或由于孩子年龄较小而未刻意告知。随着孩子年龄的增长（通常在五六岁），他们开始关注自己的外貌与语音，常常面对镜子观察自己的容貌，或在与别的儿童交往过程中被关注和提醒。为此，他们常常感到迷惑不解或充满好奇，向父母寻求答案是他们最直接的和最常采用的方式。作为父母应充分认识到：父母对待唇腭裂的态度很大程度上决定着孩子对待唇腭裂的态度。如果父母深信唇腭裂是"必须隐瞒的""见不得人的""低人一等的"，那么孩子可能也较难接受这个事实。反之，如果父母持接纳、坦然、积极的态度，那么孩子通常也能够坦然接受"真相"。

　　父母可以在孩子还不能理解"唇腭裂"一词有什么特殊含义的时候就向孩

子讲明这个事实，等到孩子能完全理解的时候，这已经不是新问题了。或者，当孩子懂事时主动提起，父母可以通过真诚的交流，与孩子建立起一种亲密、信任的关系，和孩子一起讨论他需要面临的问题，如对于尚未完成唇腭裂序列治疗的孩子，引导其建立对治疗的期待、对未来充满希望也是较好的心理关怀措

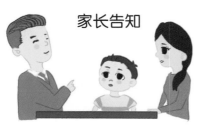

图 15-13　家长告知真相寓意图

施。当然，如果孩子从小到大就坚信自己的外貌并非先天缺陷而是后天原因，为了不伤害其幼小的心灵，善意的谎言也是最美的真相。总之，在"告知真相"时要根据孩子当时的年龄采用孩子容易理解和接受的方式进行，要通过你的爱，让孩子懂得，生理上的不完美并不代表所有的缺陷，外貌以外的成功体验仍然可以使生活中时时充满欢乐（图 15-13）。

11. 家长应怎样引导孩子面对别人的好奇与歧视

笔者在对唇腭裂患儿及其家长进行心理咨询的过程中，接触到最多的问题就是"如何面对旁人的好奇与歧视？"的确，周围人异样的眼光与嘲笑，会让唇腭裂患儿家长和孩子觉得自己"与众不同""另类"，而产生被孤立、被排斥的感受，同时增加其心理上的痛苦体验。作为家长，应该认识到出现这种体验是正常的反应，不必太过自责，将责任推在自己身上，也不必强行压抑自己的感受。可以向值得信赖的亲人或朋友倾诉自己的感受，获得理解与支持。如果旁人或同学嘲讽孩子时，要以同情的心态去听他讲述自己的委屈，然后问孩子"什么""如何""为什么"这样的问题，帮助他分析这个事件，使孩子对自己的问题有个正确的感受、思考和结论，解除其心中的不快。

此外，家长应认识到，旁人的关注与好奇，更多时候只发生在当时，从某种角度来看，人们往往对与自身密切相关的问题更在意与看重，而对与自身关系不大的人与事，他们往往会"转头就忘掉"。因此，作为家长和孩子，大可不必因为旁人的一个眼神与一句嘲笑而长时间闷闷不乐甚至郁闷、难以排解。当然，解决此问题的根本还在于对自我有一个正确的认识，

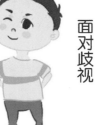

图 15-14　孩子面对歧视寓意图

树立充分的自信，能微笑和坦然面对旁人的不解与异样的眼光，甚至对好奇的路人"积极"进行"唇腭裂科普宣传"，这样的行为或许能为自己迎来友善与关切，从而

缓解和释放内心的焦虑与不快（图 15-14）。

12. 孩子不合群怎么办

孩子"不合群"，是许多家长经常担心的问题。通常人们口中的"合群"，是指孩子在与同龄人交往中，能够积极参与并主动融入的状态。唇腭裂孩子由于外貌缺陷与语音障碍，在与同龄人交往中通常会表现为三种情况：一是由于自身性格原因，相对群体活动来说，可能更喜欢独自玩耍，因而显得"不合群"；二是在同伴交往中曾经有过受挫的经历，表现为自卑、胆怯而出现退缩与回避交往的现象；三是由于个性或过去受挫的经历，在人际交往中表现为对抗、自我中心，甚至霸道、攻击的现象，这样就更加剧了"被不合群"的现象。对此，家长应针对不同的情况区别对待。

针对孩子性格及个性方面原因，家长应给予积极接纳与正确引导，注意观察孩子在不同场合下的不同表现，如果孩子并不排斥与同伴相处，只是相对来说更容易在独自玩耍中感到自在和体会到乐趣，家长也没必要为孩子贴上"不合群"的标签。

如果存在交往受挫的经历，家长可以多陪孩子玩耍，和孩子一起开发儿童游戏，使孩子掌握一些人际交往的技能，并在可能的情况下以身示范，陪孩子逐渐尝试着与同伴玩耍与交流。此外，父母应注意在孩子的穿着、言谈、举止、生活习惯等方面尽量与周围的孩子保持一致，减少孩子因为与众不同而产生不自在的感觉。如果孩子在人际交往中表现出对抗或攻击的行为，则应予以制止和纠正，除了引导其注意与人友好共处及分享玩具、游戏之外，家长可主动安排与其他孩子及其家庭友好交往、积极互动，鼓励孩子邀请小伙伴来家作客，到幼儿园时，可邀邻近的小伙伴同行等，总之，父母的热情积极主动可以为孩子起到良好的示范作用（图 15-15）。

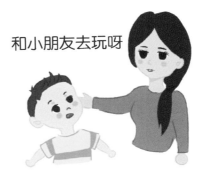

图 15-15　家长鼓励孩子交往寓意图

13. 孩子性格内向怎么办

所谓"内向"，其实是一个相对概念。有的家长把孩子"话少"理解为内向，其实这种想法是存在偏差的。心理学认为，人的个性主要以"外倾性"与"内倾性""稳定性"与"不稳定性"来评定，根据这四个方面的不同特性，组合成

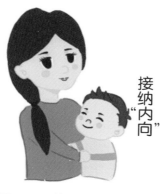

接纳"内向"

图 15-16 接纳"内向"寓意图

不同的个性（也就是人们通常所说的性格）。个性在很大程度上取决于遗传与环境因素的相互作用，如果父母一方的个格偏"内向"，那孩子表现为"内向"的概率也相对较高。如果孩子个性稳定，并没有因为"内向"而出现情绪不稳定、烦躁、易怒等情况，家长就不必为此而担心，而是应该坦然接受和欣赏孩子的"内敛"与"沉稳"，不要给孩子贴上"内向"的标签或试图去改变（图 15-16）。当然，如果孩子是因为自卑、羞怯，或缺乏与同伴交往的能力与技巧而表现为"内向"，并表现出焦虑、烦躁、紧张、不安等现象时，家长就要有意识地减少对孩子的过多保护，鼓励孩子多与同伴交往，并教给孩子一些交往技巧。例如，先观察和了解其他孩子玩的内容；再赞扬他们玩的内容（积极地评价会让对方感到你对他感兴趣，会更容易接纳你）；同时可以进行一些观察与模仿，再直接、礼貌地提出请求加入。此外，家长可多与老师沟通，争取得到老师与同伴的支持与鼓励，引导孩子逐渐走向活泼与开朗。

14. 孩子经常乱发脾气怎么办

"发脾气"是情绪控制不良的统称。人的情绪在不同的情境下有各种不同的表现。当外界情境不能满足自身的需要时，个人往往体验到受挫与阻碍，而表现出焦虑、烦躁、愤怒，甚至爆发歇斯底里的情绪状态。唇腭裂孩子由于自身疾病的原因，在幼年时就常常需要面对各种问题，他们会比同龄孩子遭受更多的挫折与痛苦。除此以外，人际关系受挫、父母及亲人的过分严厉或溺爱，都可能导致孩子的需要不能被合理满足，当需要不被满足时就可能产生各种负性情绪，而孩子对情绪的控制能力弱，多数以发脾气的形式来表达（图 15-17）。

作为父母，需要懂得适当和合理满足孩子的要求，对于合理的要求应该主动满足，不能每次都等到孩子发脾气了才妥协。此外，将问题预先进行设置并坚决按照协定规则执行：就好比进超市买东西，进去之前就跟孩子协商规定好只能买的品种或数量，让孩子学会节制自己，如果事先有过约定，即便孩子大哭大闹，家长也决不要让步，而是进行冷处理，当然，这种训练需要从小时候小细节着手。如果孩子爆发歇斯底里的情绪，最好的处理方式就是冷处理，如适当强制性地让他休息片刻、换种方式转移孩子的注意力、暂时的冷落等都可能会产生效果。久而久之，孩子就知道发脾气的方法没有效果了，就会停止用该方法来达到自己的目的。之后在爸爸妈妈的耐心教导下，再慢慢地学会自我控制情绪。另外，应引导孩子学会正确表达自己的需求、有意识地训练孩子延迟满足的能力，以及适当控制自己情绪的能力。父母及直接养育者自身的心平气和、通情达理和接纳包容也是对孩子最好的示范（图15-18）。

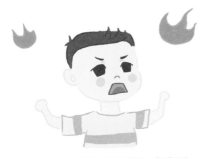

图15-17　孩子乱发脾气寓意图

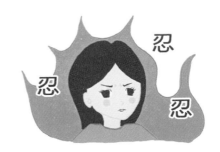

图15-18　家长控制情绪寓意图

15. 家长应怎样引导孩子远离自卑

"自卑"是一种消极的自我评价，自己认为自己不如别人，从而产生害羞、退缩、自我封闭甚至抑郁等状态。自卑感的形成与早年的心理感受和经历密切相关。唇腭裂孩子由于畸形的影响，更容易感到自卑。

作为家长，应从小就注意引导孩子。家长要引导孩子认识到自己的优点与长处，并且要善于发现并反复在孩子面前强调他（她）的优点，增强自信；家长要引导孩子客观认识自身缺陷，不要过分关注自身缺陷或将自己的缺点过分放大；家长要引导孩子不要拿自己的短处与别人的长处比；家长培养孩子的多方面能力，让他（她）有机会体验到更多的成功经历；家长要多与学校老师沟通，老师的欣赏与鼓励可以提升孩子更多的自信；此外，家长要鼓励孩子多交朋友，来自同伴的关心和鼓励也有助于增强自信；作为家长，需要积极鼓励孩子，认可他（她）的优点，根据孩子的性格特点和自身能力鼓励他（她），而不是设置过高的标准、过分严苛的要求，或者时时处处限制孩子。应尽量与孩子建立相互信任的关系，成为他（她）的好朋友而不是一个严苛的监督者。来自家长的肯定与接纳，以及父母发自内心地对孩子充满信心、因孩子而自豪的状态更是孩子的自信之源（图15-19，图15-20）。

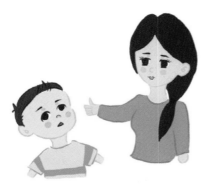
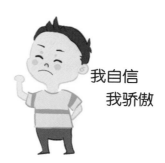

我自信
我骄傲

图 15-19　鼓励孩子寓意图　　　　　图 15-20　树立自信寓意图

16. 家长如何关注青春期孩子的心理健康

　　青春期属于特殊时期，被称为"困难期""危机期"，生理发育的快速增长与心理的半成熟现状让这个时期孩子的心理状态主要表现为矛盾与冲突。此外，随着第二性征和性功能的发展，孩子开始出现性好奇和接近异性的欲望，但由于环境和舆论的限制却不得不被压抑，因此他（她）们往往处于莫名的烦躁与不安之中。另外，青春期的心理自我意识飞跃发展，他（她）们开始强烈关注自己的外貌和体征以及自己的人格特征和情绪特征。其心理状况主要表现为情绪不能自控，有时激烈、粗暴甚至失控，有时情绪高涨、热情洋溢，有时消极低沉、孤独压抑。尤其在父母面前更容易失控，多表现为与父母对抗（图 15-21）。

　　面对青春期的孩子，父母应给予充分的理解和接纳，要意识到孩子对父母的反抗正是他（她）要脱离对父母的依赖走向独立成熟的心理发展过程，家长应尽量避免与孩子正面冲突，在孩子爆发情绪时以暂时回避等冷处理措施来应对。鼓励孩子交友，建立积极的人际关系；适当给孩子关于性与异性相处的知识引导；当孩子出现对父母或老师的"批判"或品头论足时，应以倾听为主，不要过多评判和纠正。此外，对于唇腭裂孩子来说，有意识地锻炼其面对外界非议的心理承受力，纠正过于偏执的认知（避免钻牛角尖），训练其积极的自我心理暗示能力显得尤为重要。总之，家长应以陪伴和等待的心态，并尽量调整好自己的心理状态，帮助孩子顺利度过青春期（图 15-22）。

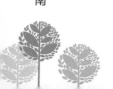

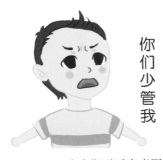

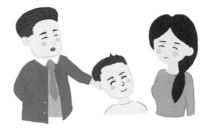

图 15-21　青春期逆反寓意图　　　图 15-22　青春期亲子交流寓意图

17. 人际关系对心理健康的影响

　　人是社会的一分子，需要与其他人交往、归属于一定的社会团体，需要得到他人的爱与尊重，这些社会需要是与吃饭穿衣等生理需要同等重要的，否则，将使个体丧失安全感进而影响心理健康。社会学与人类学的研究认为，群体合作具有生物保存与适应的功能，如果没有群体的合作，不仅是人类，许多生物都得灭绝。马克思也说人的本质是各种社会关系的总和。可见，人际关系对个人心理健康的影响有着重要的作用。

　　心理学有一种观点，认为大部分心理问题都可以归结为人际关系的问题。唇腭裂患者可能比常人面临更多的外界压力，也可能由于自身原因，在人际关系方面表现为更为敏感或退缩，导致其社会支持度较低，产生一系列问题。作为家长或已经成年的患者本人，应充分认识到人际关系对个人心理健康的重要意义，以积极肯定的心态加强自我认识，做一个乐于交往的人，自觉主动地与他人和谐相处、建立积极的人际关系；尽量用接纳的心态面对不同性格、不同价值观的人，凡事往正面看，避免消极负面看法或过分钻牛角尖；适当培养幽默感，用一种放松豁达的心态面对人与事。总体来说，积极开放、接纳包容的状态较之封闭内向、敏感退缩更容易为自己争取到相对更好的人际关系，从而为自己争取到更多的社会及心理支持（图 15-23）。

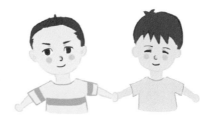

图 15-23　人际关系寓意图

18. 患者应如何面对就业与工作的压力

　　长大成人的唇腭裂患者和普通人一样，开始离开校园走向社会，面临着就

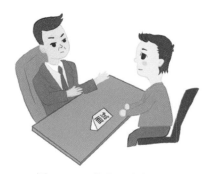

图 15-24　就业压力寓意图

业的压力。由于面部瘢痕或腭裂语音以及异常的容貌，在就业与工作方面，他（她）们比常人承受着更大的压力、面临着更多的困难。甚至他（她）们可能在面试过程中遭受不公平待遇或歧视，这样的经历可能会激发患者的自卑感，导致抑郁、悲观、逃避（图 15-24）。作为患者本人，对此应当有一个正确的认识，当今社会，就业压力是一个普遍问题，绝大部分同龄人都面对着这样的问题，所以，不要将失败完全归结于自身缺陷或抱怨外界不公。如果遭遇不顺利，应通过向父母或好友等亲密的人倾诉，主动释放心中的不良情绪，重塑信心；或者有意识地暗示自己，逐渐消除或忘记不愉快的经历，以较强的心理承受能力来适应和面对，减少它对心理的伤害，通过一段时间的调整，再重新开始。在工作种类方面，可以注意扬长避短，技术型工作相对于经常与人打交道的职业，可能更有利于自己心理上的放松和良好感受。调整自身期望值、先就业后择业、自主创业、选择二线或三线城市就业等都是一些切实可行的减压方法。

　　工作后，患者将面对崭新的工作和生活环境，周围人的态度和看法，甚至说话的语气都将影响着唇腭裂患者的心理，他们不自觉的异样的眼光或好奇，即使善意的询问，也容易让患者认为自己和其他同事有差异，认为自己将被同事看作异类或不健康的人，觉得自己会被别人背地里议论或嘲笑，感觉自己将遭到同事的排挤或疏远，由此感到压力和紧张（图 15-25）。为此，患者本人应注意尽量不要过度敏感、多疑，多以开放积极的状态与同事友善相处，为自己创造更为宽松的工作人际氛围。

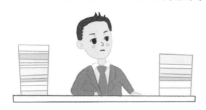

图 15-25　工作压力寓意图

19. 患者应如何正确面对婚恋问题

　　在恋爱和婚姻上，容貌的异常或腭裂特有的语音不利于异性对唇腭裂患者形成正性良好的评价，也有一些潜在的婚恋对象会认为唇腭裂是因为基因异常而担心子女也会患病，一些愚昧的迷信者甚至会担心与唇腭裂患者结合会招惹坏运气而不愿与唇腭裂成人患者谈恋爱和结婚。为此，患者本人应有客观的认识及充分的心理准备，并适当地调整自己的期望，不要将婚恋上遭遇的困难完全归咎于自己的缺陷。一些遭遇不顺的患者会拒绝谈恋爱和婚姻，选择单身生活（图 15-26）。其实，婚姻对于个人生活具有深刻的意义和重大的影响。美满的婚姻对唇腭裂患者是一种获取社会支持的重要途径，可以让患者内心变得更为强大，加速心智的成熟。幸福的生活和伴侣的互助互爱一定程度上有利于患者忘却以往生活中的不悦经历和抚平曾经的心灵挫伤，增强应对各种压力的能力，激发内在的潜能。作为患者本人，应充分认识自己的优点，发展自己的各项能力与技能。此外，应尽量克服自卑，积极参加社会活动，多与陌生人接触，增加认识恋爱对象的机会，以积极主动的状态为自己赢得幸福（图 15-27）。

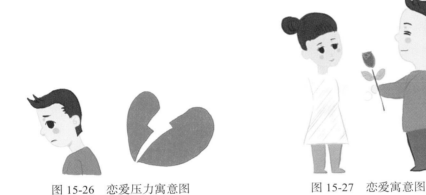

图 15-26 恋爱压力寓意图　　　　　　图 15-27 恋爱寓意图

20. 患者如何克服对孕育下一代的担心

　　子女是否也会患唇腭裂，可能是每位准备成为爸爸或妈妈的唇腭裂患者及其家人关心的问题。唇腭裂目前公认是一种多因素的疾病，基因遗传因素的确是发病的因素之一，唇腭裂患者子女患唇腭裂的概率比普通人群高 20%，但这并不意味着后代一定会患唇腭裂。尽管如此，大多数唇腭裂患者还是承受着比一般准父母更大的精神压力（图 15-28，图 15-29）。为此，准父母多掌握唇腭裂相关遗传知识的第一手资料十分重要，科学的遗传咨询、充分的孕前准备（如戒烟戒酒、加强营养、防止感冒、在医生指导下服用叶酸），以及完善的妊娠期筛查等都是优生优育的技术和手段。此外，孕妇要注意保持心情愉快，这也是促进优生的手段之一。当然，作为准父母，也需要提前做好万一孩子也可能患唇腭裂的心理准备，经调查，唇腭裂患者总体智力水平在正常范围内，而且凭借现在的医疗技术手段是可以取得较好治疗效果的，目前也有医保、基金及微笑列车、微笑行动等慈善项目可以资助唇腭裂的治疗。当做好应对坏情况的心理准备后，唇腭裂患者作为准父母就可以在心理上保持轻装上阵的状态，勇敢面对孩子的诞生。

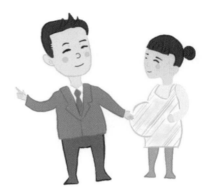

图 15-28　生育压力寓意图 1　　　　图 15-29　生育压力寓意图 2

21. 唇腭裂患者或家长何种情况下应接受心理检查与治疗

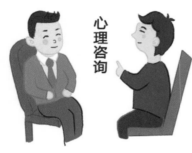

图 15-30　心理咨询寓意图

研究表明，唇腭裂患者在不同年龄段及成长的不同时期甚至长大成人后面对不同的情境和特殊困难时，都可能比正常人群存在更多的心理压力，这并不意味着他（她）们患心理疾病的比例或产生严重心理问题的情况高于常人。患者及其家长如果出现以下情况则应主动寻求心理医生的帮助，进行专业的心理检查与治疗（图 15-30）：一是，遭受强烈的痛苦或打击，个人或在亲友帮助下无法排解；二是，不良情绪或痛苦感受的时间持续在一个月以上；三是，出现明显的感觉异常、知觉异常或思维异常的情况；四是，心理因素导致出现社会功能障碍，不能进行正常的学习、工作或社会生活的情况。此外，唇腭裂患者家长最需要心理帮助的时期还包括胎儿被检出唇腭裂时、孩子出生时、孩子接受首次手术前的时期。

22. 心理咨询可以起到哪些作用

心理咨询是指专业心理咨询师运用心理学的理论和方法，给咨询对象（也称来访者）以帮助、启发、协助其自强自立的过程。通过心理咨询，可以使咨询对象在认知、情感和态度、行为上发生变化，解决其在学习、工作、生活、疾病和康复等方面出现的情绪或其他心理问题，从而更好地适应环境，保持身心健康。

　　唇腭裂心理咨询的作用在于：协助培养患者的正确认知，提高其适应社会的能力，促进患者与同龄人建立更亲密的人际关系；帮助和启发他们发现自己的优势，并引导他们建立起自己强大的内心，增加抵御威胁或机会来临时的处理能力；增强对积极情绪的感受能力，打破习惯化的消极困扰，通过学习来增加对当下的积极体验。具体包括：引导患者正确看待周围的人与事，纠正其过分偏激的认知，学会从整体角度看待自身问题；陪伴患者并倾听他（她）诉说，让患者得到更多的倾诉；帮助患者提升自我心理力量，提高自身心理防御能力；教会患者掌握一些情绪调节的方法与技巧；引导患者对人生及周围人、事、物建立积极的希望；帮助其改变一些不良或偏差的行为模式，养成新的行为模式；帮助其掌握人际关系应对方法，改善人际关系；引导并帮助进行自我人格修炼，不断促进"自我"功能的成熟与完善（图 15-31，图 15-32）。

 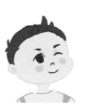 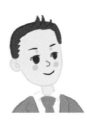

图 15-31　心理咨询作用寓意图 1　　　　　图 15-32　心理咨询作用寓意图 2

第十六章 口面裂患儿的治疗

1. 面裂的手术治疗时机

患儿手术的最小年龄一般为 3 个月,体重达到 6kg,入院前 3 个月无肺炎史,入院前无咳嗽、流涕、发热、腹泻症状。手术时机具体由面部硬软组织发育的情况和裂隙的程度来确定。根据不同的类型采用不同的手术设计(图 16-1)。

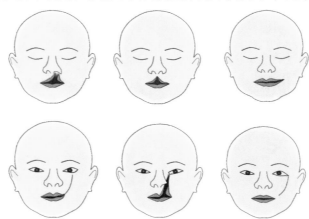

图 16-1 几种常见的面裂类型示意图

2. 面横裂的治疗方法与注意事项

面横裂一般为手术治疗,一般需术中复位口角位置,恢复面部下 1/3 对称性,重建口轮匝肌环,尽量减少外部瘢痕,避免瘢痕收缩导致口角移位(图 16-2)。

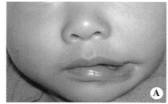
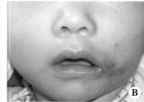
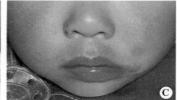

图 16-2 左侧面横裂手术前后变化

A. 术前;B. 术后一周;C. 术后半年

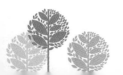

3. 面斜裂的治疗方法与注意事项

面斜裂应手术治疗，一般术中根据畸形程度不同而做具体设计，修复时要注意保护邻近的器官和组织（图 16-3）。

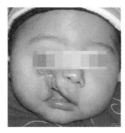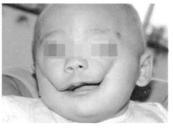

图 16-3　不同程度的面斜裂

4. 正中裂的治疗方法与注意事项

正中裂应手术治疗，根据具体缺损部位和程度，恢复鼻部、唇部形态，应注意防止术后唇中线形成直线瘢痕挛缩导致组织凹陷，形成口哨畸形（图 16-4）。

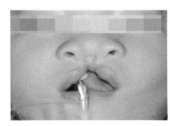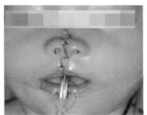

图 16-4　正中裂整复手术前后

5. 口面裂患儿一般需要几次手术

口面裂患儿一般初期需要一次手术，至于二期修复手术，要依据具体情况、畸形程度具体确定。

6. 手术后伤口的护理方法

面横裂手术当天颊部有纱布覆盖伤口，此纱布会在手术后第一天拆掉，不再覆盖。为尽可能减轻对伤口的刺激，减少瘢痕的形成，术后采用生理盐水清洁伤口，每天至少 2 次，清洁后伤口再涂抹具有消炎、保湿及祛瘢的药物。同时为减少口角伤口张力及术后出血，应尽量避免孩子哭闹、碰撞伤口，年龄较

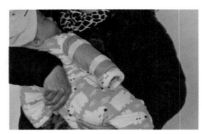

图 16-5　面横裂术后手肘制动

小的孩子建议使用手肘制动器，把手肘固定起来后，孩子的手就不会抓到伤口了（图 16-5）。

通常来说，手术 3 天后孩子伤口肿胀慢慢减轻，术后数周内可能仍有发红，1 个月后红肿消退。一般需要半年至一年的时间软化瘢痕。

现在采用的伤口缝线一般都是可吸收的，不需要拆线。在术后 4～5 天缝线开始吸收，1～2 周缝线会自行脱落或被吸收，但个别敏感体质的人会出现"线结反应"，即出现"线疙瘩"，这是因为患者手术后对缝线产生的排斥反应，此时观察伤口某一个线头周围有红肿、发炎的现象。如果出现这种情况，家长也不必慌张。可带孩子至医院，将线头取出，数天后红肿会自然消退。

7. 手术后的瘢痕护理方法

面横裂修复术后，瘢痕一般都会出现收缩的现象，令双侧口角不对称，进行瘢痕的护理、按摩可以改善术后因瘢痕的牵拉导致的双侧口角不对称，让孩子的唇形变得自然、好看。同时，软化瘢痕，配合祛瘢贴的使用，可以起到淡化瘢痕的作用。在手术 4 个星期后，伤口愈合且无发炎的情况下才可以开始对瘢痕进行按摩。按摩前的准备：彻底清洁双手，修剪指甲。按摩方法如图 16-6。

（1）将示指伸入孩子口内瘢痕处，拇指放在口外侧瘢痕处，两个指头用力按压瘢痕，压至皮肤发白，按压的同时轻轻地将嘴角瘢痕向口外轻拉，松开，再拉，持续十几秒，每天重复逐渐延长至 1 分钟左右。

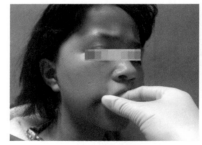

（2）将示指伸入孩子口内瘢痕处，拇指放在口外侧瘢痕处，两指以相反的方向轻轻转圈，转 5～6 次后，反方向再转 5～6 次，重复此动作，持续 30 秒，每天重复逐渐延长至 1 分钟，以此让瘢痕舒展、软化。

图 16-6　瘢痕按摩

8. 口面裂术后的复诊内容与时间安排

一般初次手术后，半年至一年后复诊，当然，假如有担心随时可以复诊。

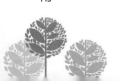

第十七章　唇腭裂综合征

1. 什么是综合征型唇腭裂

综合征型唇腭裂指患者在出生时除了唇腭裂，全身其他部位也出现畸形，如耳朵、四肢、心脏、肾等（图 17-1）。

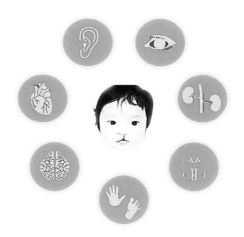

图 17-1　综合征型唇腭裂部分相关器官

2. 什么是皮-罗序列征

皮-罗序列征多数情况下是综合征型唇腭裂的其中一种临床表现，主要表现为小下颌、U 形腭裂（图 17-2，图 17-3）和舌后坠。小下颌、舌后坠会导致咽腔缩窄（图 17-4），而咽腔是呼吸道的重要结构，因此患者的呼吸常常受到影响，轻者睡觉时打鼾，重者呼吸困难。对此征的治疗，保证呼吸道通畅是最为重要的。

皮-罗序列征患者修复腭裂的时间要晚于非综合征型唇腭裂患者，一方面因为小下颌的阻挡和舌后坠使声门不易暴露，给麻醉插管造成了困难；另一方面手术关闭腭部裂隙，将进一步缩小呼吸道，手术后呼吸困难的风险增加。因此，为了保证患者的生命安全，家长们应重视医生对手术风险的评估，加强患者的营养，耐心等待手术时机。

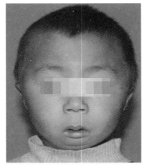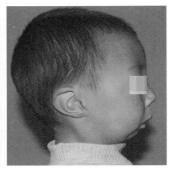

图 17-2　皮-罗序列征正、侧面照

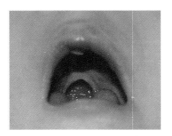

图 17-3　U 形腭裂

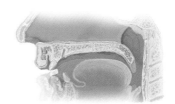

图 17-4　小下颌咽腔缩窄示意图

3. 什么是范德伍兹综合征

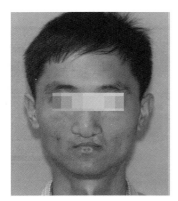

图 17-5　范德伍兹综合征正面照

范德伍兹综合征是最常见的综合征型唇腭裂，以唇腭裂、先天性下唇凹陷、缺牙为特征（图 17-5）。下唇凹陷一般位于下唇正中旁一侧或双侧，有的仅为下唇浅窝，而有的则为盲道，有时还会有类似唾液的液体溢出。下唇凹陷可以在做唇腭裂手术时一并切除，但术后经常留有瘢痕，影响美观。由于此类患者上唇组织量不足，术后常会显得比较紧绷，下唇凸出，二期整复手术时需要转移一部分下唇组织以丰满上唇，使上下唇相对协调。

4. 什么是腭心面综合征

腭心面综合征顾名思义是指包含腭裂、心脏病和面部畸形的一种疾病，可

唇腭裂与面裂就医指南

同时伴有唇裂表现和皮-罗综合征。约 85% 的患者有先天性心脏病，如室间隔缺损、法洛四联症等。面部畸形主要表现为鼻尖呈球状、眼缝狭长、面中部较长、下巴后缩、上下牙不正常咬合，约一半的患者头围偏大（图 17-6）。此外，患者还可能患有疝气（如腹股沟斜疝、脐疝）、智力发育迟缓和学习障碍，婴幼儿患者还会发生低钙血症，出现抽搐、痉挛等症状。此类患者首先要解决的是心脏方面的问题，待心脏功能改善后再考虑行唇腭裂的修复。

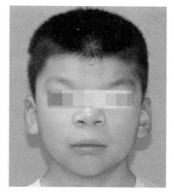

图 17-6　腭心面综合征正面照

5. 特雷彻·柯林斯综合征

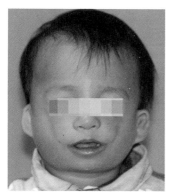

图 17-7　Treacher Collins 综合征正面照

特雷彻·柯林斯（Treacher Collins）综合征的典型表现为睑裂下斜，不同程度的下眼睑和下睫毛缺失，面中 1/3 及面下 1/3 发育不全、外耳畸形、巨口等，形成特征性的"鱼面样"面容，常伴有传导性耳聋、呼吸道梗阻及咬合错乱、腭裂等（图 17-7）。手术治疗不仅需要修复软组织，还要修复硬组织。一般分为四个阶段：第一阶段恢复功能，如修补腭裂、眼睑缺损、气道狭窄等；第二阶段（2～4 岁）通过骨移植重建颧骨和上颌骨结构，恢复部分面形；第三阶段（3～6 岁）通过下颌骨牵张成骨恢复下颌骨的形态，建立正常咬合；第四阶段（5～8 岁）通过骨牵引重建颧骨、上颌骨及眼眶外侧壁，恢复正常面形。患儿在 9～10 岁时进行外耳畸形的矫治手术。

137

6. 什么是歌舞伎面谱综合征

歌舞伎面谱综合征患者顾名思义是其面部外形像日本歌舞伎，具体表现为睑裂向外侧延长、眼内眦赘皮、下眼睑外 1/3 轻度外翻、眉毛高拱似弯弓且外侧 1/3 稀疏、鼻尖扁平、唇腭裂、招风耳、牙齿萌出和排列异常、小下颌、后发际线低等。患者关节松弛较多见，皮肤多有皱褶，伴轻至中度智力障碍和生长发育迟缓（图 17-8）。

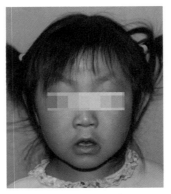

图 17-8　歌舞伎面谱综合征正面照

7. 什么是 CHARGE 综合征

CHARGE 是眼缺损（coloboma）、心脏缺损（heart defects）、鼻后孔闭锁（atresia choanal）、生长发育迟缓（retarded growth）、生殖器发育不全（genital hypoplasia），及耳畸形和耳聋（ear abnormalities and/or hearing loss）的英文首字母缩写，部分伴有唇腭裂，常出现轻到中度的生长发育迟缓。喂养困难问题非常常见，约一半的患者在出生后 6 个月内死亡，即使生长至青少年或成年，仍有约 50%的患者需要胃管饲养。一旦怀疑患者有 CHARGE 综合征，需对他们的身体及喂养情况进行全面评估，给予手术矫治和护理支持。

138

8. 综合征型唇腭裂的治疗方案和治疗效果有何不同

综合征型唇腭裂患者全身多个器官出现异常，除了治疗唇腭裂之外，还需要配合相关学科治疗其他组织器官的畸形，如心脏手术、疝气修补、多指/趾切除等，因此治疗周期很长。一般情况下，须先治疗威胁患儿生命健康的畸形，在保证患儿生命安全的前提下进行其他畸形的治疗。就唇裂手术而言，综合征型唇裂患者的裂隙常常比较宽，且裂隙两侧的组织不匹配，手术治疗难度大。综合征型唇裂患者手术后，上唇普遍显得紧绷，鼻尖也较低，即使二期手术也难以达到理想效果。对腭裂手术来说，综合征型腭裂患者的腭部肌肉力量比非综合征型患者弱，故而一次手术达到正常说话的可能性也较低，常常需要进行第二次甚至第三次手术，再配合语音训练才能达到良好的发音。

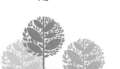

第十八章　唇腭裂遗传咨询

1. 唇腭裂遗传吗

　　唇腭裂有明显的遗传倾向。亲属中有唇腭裂的，生唇腭裂的概率更高。华西口腔医院统计有家族史者，唇腭裂为 8.64%，唇裂为 7.93%，单纯腭裂为 6.48%。

　　遗传的规律：有唇裂和唇腭裂家族史的新生儿多为唇裂或唇腭裂，有唇裂家族史的新生儿也多为腭裂。如图 18-1 显示，妈妈是双侧唇裂，孩子是单侧唇裂。

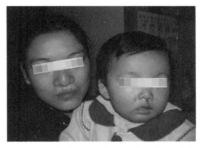

图 18-1　妈妈是双侧唇裂，孩子是单侧唇裂

　　在三代的直系亲属中不止一个人患有唇腭裂，风险增加约 100 倍。双侧唇腭裂的再发风险是单侧唇腭裂的 2 倍。

2. 胎儿发生唇腭裂的影响因素主要有哪些

　　（1）家族史：是影响唇腭裂发生作用最强的危险因素之一。

　　（2）母亲服药史：维甲酸，抗惊厥剂，叶酸拮抗剂，苯二氮䓬，可的松。

　　（3）母亲疾病：糖尿病，妊娠期糖尿病，恐慌症，流感等。

　　（4）母亲性格和行为：吸烟（包括二手烟），饮酒，肥胖，压力，母亲的年龄等。

　　（5）营养：叶酸，维生素 A 等。

　　（6）外源性暴露：饮用水消毒副产物，职业暴露，重金属等。

3. 唇腭裂能够预防吗

　　妊娠早期补充一定剂量的叶酸能降低唇腭裂的发生率。

4. 第一胎生了唇腭裂孩子，第二胎的可能性（患病率）大吗

（1）患病率与亲属级别有关：①一级亲属是指父母、子女以及兄弟姐妹（同父母）；②二级亲属是指祖父母、外祖父母、叔（伯）、姑、姨、舅；③三级亲属是指表兄妹或堂兄妹。

患者亲属患病率高于群体患病率，而且随着与患者亲缘关系级别的升高患病率递减，向群体患病率靠拢。

（2）与亲属中患病人数有关：当一个家庭中患病人数越多，则亲属再发风险越高。例如，一对正常夫妇，头胎生了一个唇腭裂患儿以后，再次生育患唇腭裂的风险为4%；如果他们又生了第二个唇腭裂患儿，第三胎生育唇腭裂的风险上升到10%。

（3）与患者畸形严重程度有关：单侧唇裂的患者，其同胞（弟弟或妹妹）的再发风险为2.46%；一侧唇裂并腭裂的患者，其同胞的再发风险为4.21%；双侧唇裂加腭裂的患者，其同胞的再发风险为5.74%。

（4）有唇腭裂家族史的夫妇，生唇腭裂的概率会更高。如果唇腭裂患者是伴发全身其他系统疾病的综合征型患者，生唇腭裂的概率更高。综合征型患者大多有遗传基因的异常。建议有综合征家族史的育龄夫妇，计划要孩子前，先去医院进行遗传学筛查，根据结果，合理安排生育计划。目前尚无其他手段可以预防唇腭裂的发生。

140

5. 唇腭裂胎儿可以宫内修补吗

唇腭裂胎儿目前尚不能进行宫内修补。

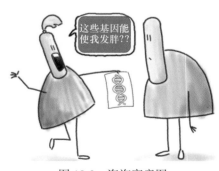

图 18-2　咨询寓意图

6. 什么是专业的遗传咨询人员

遗传咨询人员是在医学遗传和咨询领域持有学位的专业工作人员，他们作为健康医疗队伍的一部分，为患者或其家庭的各种情况，如出生缺陷、遗传异常或有遗传风险提供信息咨询服务（图18-2）。对于公众社会，或其他健康从业人员，遗传咨询人员同时应该是教育工作者，提供他们所需的信息。

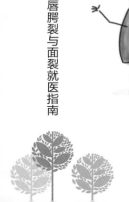

第十九章　唇腭裂的早期诊断与准备

1. 孕期唇腭裂早期诊断的方法

　　早期检查的最佳时间是妊娠后 24 周（6 个月）左右，可以去做胎儿 B 超检查。B 超不会对宝宝的发育产生影响，也不影响智力。妊娠 24 周时，胎儿面部丰满，五官清晰，此时是胎儿畸形检测的最佳时期。这个时期胎儿大小及羊水适中，受骨骼回声影响较小，图像清晰，大部分胎儿畸形在此时均能表现出来。

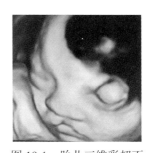

图 19-1　胎儿三维彩超不
完全性唇裂图像

　　胎儿 B 超大多是三维彩超，现在部分医院已有四维彩超。三维彩超是立体显示（图 19-1），可清晰显示面部各结构的立体形态、表面特征、空间位置关系，检查时可任意调整角度，通过前后、左右、上下 360°的旋转，可以对面部各结构进行不同方位的全面观察。图像立体、形象直观，畸形可一目了然。对胎儿唇腭裂的检查，三维彩超已足够。

　　近年兴起的四维彩超，与三维彩超的区别只是多一个"时间维"，也就是说，三维彩超是一幅幅的静态照片，四维彩超是连续的录像，可以看到胎儿连续的动作。在唇腭裂畸形的诊断上没有优势。

2. 早期查出唇腭裂后是否可以治疗

　　唇腭裂的治疗，必须进行手术修补。国际上主流的治疗方案大多在出生后 3 个月在全身麻醉下手术，可以达到较为满意的效果。但手术部位有痕迹，即大家说的瘢痕。

　　瘢痕大小有较大的个体差异。一般来说，手术年龄越小，瘢痕越轻。20 世纪 90 年代，已有动物实验尝试在胎儿出生前，在母体子宫内为胎儿实施唇裂修补手术，生下的胎儿在手术部位看不到瘢痕。但子宫内手术仅仅停留在动物实验阶段，还没有人体子宫内唇裂修补手术的报道。

　　鉴于新生儿对全身麻醉的耐受能力差，并且全身麻醉的风险高，加之唇鼻局部组织的解剖标志不够清晰，手术中难以精确对位，从患儿的安全性和修复效果综合考虑，出生后 3 个月行唇裂修补手术较好。

3. 早期检查可以确定唇腭裂的严重程度吗

对胎儿的早期三维彩超检查多在妊娠期 24 周（6 个月）左右，属于妊娠中期。三维彩超可以对胎儿唇部面部图像进行 360°的全方位观察。唇裂、面裂显而易见，但腭部位置较深、隐蔽，立体图像不够清晰、直观，经验不足的医生极易漏诊腭裂。没有唇裂的单纯腭裂，特别是软腭裂，更易漏诊。

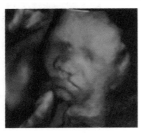

图 19-2　胎儿左完全性唇裂三维彩超图像

如果三维彩超见唇裂伴有鼻底裂开、牙床裂开（图 19-2），深部大多有腭裂。

4. 早期检查发现唇腭裂后何时与医院联系

发现唇腭裂胎儿后，准妈妈一家人常常处于焦虑之中。宜尽早联系医护人员，及时了解唇腭裂患儿的喂养技巧、唇腭裂的治疗及良好的效果，做到心中有数，就会增加对未来的信心，有助于减少焦虑，平静迎接孩子的降临。现在，各省、市、自治区都有一些医院的医生具有较丰富的唇腭裂治疗经验，可就近当面咨询，也可电话咨询全国各地的唇腭裂专家。

5. 父母如何面对胎儿唇腭裂的结果

建议准父母勇敢面对，顺其自然，接受现实，理由有三个。

（1）从尊重生命的角度，唇腭裂胎儿已经成形，是一个鲜活的生命，任何人都无权随意决定结束一个生命。

（2）从孩子未来发展的角度上看，唇腭裂只影响唇鼻外形，腭部裂隙会造成鼻音重，但现代医学整复技术，可以使唇鼻畸形得到很好的矫正，容貌恢复接近正常，及时的腭裂修补手术也可以使患儿正常发音，唇腭裂可以跟其他孩子一样，正常生活、学习和工作。

（3）患儿的准父母不要自责，更不应该责怪孕妇。唇腭裂的发生受很多复杂因素的影响，人类还无法控制，也尚未明确导致唇腭裂的确切原因。但可以肯定的是，不是准父母做错了什么，也不是老天爷的惩罚，与吃兔子肉也没有一丁点关系。民间各种各样的对引起唇腭裂的原因的解释，都缺乏科学依据。

第二十章　唇腭裂慈善项目介绍

　　唇腭裂发病广泛，严重影响患儿与家庭的生活质量，治疗相对方便和花费较少，现已成为开展最为普及的慈善医疗项目，在很大程度上，这些慈善医疗项目帮扶了我国不少的贫困唇腭裂患儿和家庭，提高了广大医护人员的医疗技术水平和国际视野，最终造福于广大唇腭裂患者及其家庭。

　　唇腭裂的慈善医疗项目形式主要有以下几种形式。

　　（1）基金会出资培训相关医护人员和帮扶患儿，通过普遍提高本地区医护人员水平，以救助贫困唇腭裂患儿的手术为主，兼顾相关序列治疗。其效果是面大量广，患者中受益人群数量多。

　　（2）基金会出资并组建专门医疗队，选择性的对某一地区的唇腭裂患者开展手术治疗，由于医护人员和时间，及地区的不稳定性，虽方便了患者，但这种慈善活动服务的患者数量相对较少。

　　（3）基金会建立医院，持续对申请通过的贫困唇腭裂患者开展慈善手术或序列治疗服务，但患者需自行前往就医，资助人数有限。

　　（4）专门致力于唇腭裂治疗咨询服务的慈善基金会。并提供唇腭裂患儿相关辅助用品，包括术前后正畸用品、鼻模、伤口敷料、肢体制动、口角保护器、专用术前术后喂养奶瓶、腭裂手术模拟器、术后牙列形态保护器等。

1. 微笑列车中国项目简介

　　美国微笑列车基金会是全球排名第一的唇腭裂专项慈善基金会。它是由美籍华人王嘉廉（Charles B. Wang）于 1999 年在美国纽约创立的。美国微笑列车在全球 87 个国家施行慈善项目，其使命是为全球发展中国家的唇腭裂患者提供免费的修复手术，同时为医务工作者提供免费的唇腭裂相关培训。至今，它已资助了近 150 万例唇腭裂修复手术（含中国 38 万例），为包括近 3000 名中国唇腭裂手术医生、专业护理和麻醉师在内的全球万名医务人员提供了循序渐进的免费专业培训。

　　美国微笑列车在中国信誉卓著。它与中华人民共和国卫生和计划生育委员会（简称卫计委）、中华慈善总会、中华口腔医学会四方合作，共同开展微笑列车唇腭裂修复慈善项目。即：卫计委在医疗行政管理和指导方面对项目给予支持；中华口腔医学会在专业技术指导和培训方面对项目给予支持；微笑列车的善款通过中华慈善总会拨付至项目定点医院，为需要帮助的唇腭裂患者提供免费的手术治疗。

微笑列车项目名下的医学专家委员会由国内顶尖的专家组成，中华口腔医学会和微笑列车定期共同组织召开委员会会议（图20-1），引领、指导和监督项目的日常运作和管理。

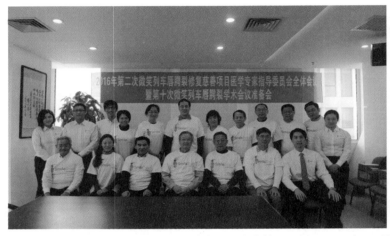

图 20-1　微笑列车中国唇腭裂修复慈善项目医学专家委员会集体照，摄于 2016 年 12 月 23 日

现在（2017 年），微笑列车与遍布全国 31 个省（市、自治区）的超过 311 家医院签约合作。浏览更多更新信息请登录微笑列车中文官方网站 http：//www.smiletrain.org.cn。

2. 微笑行动中国项目简介

微笑行动是由美国 Magee 医生和夫人 Kathy Magee 于 1982 年发起成立，专门服务于唇腭裂患者免费手术等治疗的非营利性公益机构。其主要致力于为偏远地区患有面部畸形的贫困患儿提供安全、高质量的免费手术，其相关治疗组织机构已是世界上最大的儿童医疗救助慈善机构之一，现总部位于美国弗吉尼亚。30 多年来在全世界已经为超过 22 万名患者提供了免费手术，并为更多患者提供了全面的医疗评估。自 1991 年进入中国开展活动以来，已与国内上百家医院合作开展了 200 多次医疗活动（图20-2），成功为超过 30 000 名患者提供了免费安全、优质、及时的治疗。微笑行动还与全球多家著名院校、机构及医院

唇腭裂与面裂就医指南

建立了长期良好的合作关系，制订了医疗活动的全球医疗标准，并已为中国的近千名医护人员提供了免费的专业培训，遴选数十名志愿者到美国培训、选派志愿者到国外参加医疗活动。微笑行动常年在国内开展咨询和免费活动，广大贫困唇腭裂家庭的患者可随时与微笑行动代表处［微笑行动组织（美国）云南代表处］联系咨询。

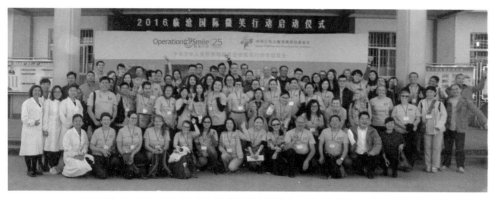

图 20-2　2016 年云南临沧国际微笑行动部分志愿者合影

3. 嫣然天使基金及北京嫣然天使儿童医院简介

嫣然天使基金（网站：www.smileangelfoundation.org）是一家为唇腭裂出生缺陷儿童及家庭提供全面服务及支持的非营利机构。嫣然天使基金于 2006 年 11 月 21 日创立，发起人为李亚鹏先生和王菲女士。该基金会至今已经提供超过 11 685 例的全额免费唇腭裂手术。每年"嫣然天使之旅"志愿者医疗队远赴中国偏远地区实施手术救助。十几年来嫣然基金会已持续前往中国的 9 个偏远省份，为超过 704 名边远地区的贫困唇腭裂患者实施了手术。并为全国有需要的唇腭裂家庭提供免费的专用奶瓶（奶嘴）。每年定期为 7～10 岁的唇腭裂儿童及其家长举办亲子夏令营（图 20-3）。

北京嫣然天使儿童医院（网站：www.smileangelhospital.org）成立于 2012 年 5 月 27 日，是一所以唇腭裂专科为特色的综合儿童医院，是一所民办非营利性儿童医院（图 20-4）。医院建筑面积 5000m^2，拥有编制床位 50 张，拥有可同时进行 4 台手术的现代化层流手术室和先进的医疗设备，医护人员 70 余位，已通过国际医疗卫生机构认证。医院可为唇腭裂患儿提供 0～16 岁的包括前期治疗、外科修复、术前及术后的正畸治疗、语音治疗、心理咨询的综合医疗服务，嫣然天使基金与医院合作每年至少为 600 名家庭经济困难的唇腭裂患儿提供免费唇腭裂救助手术，建院 4 年来完成唇腭裂手术 3000 多例。

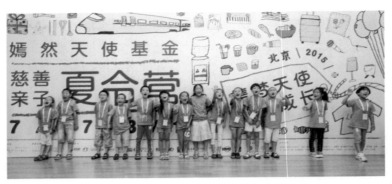

图 20-3　嫣然基金会唇腭裂儿童亲子夏令营

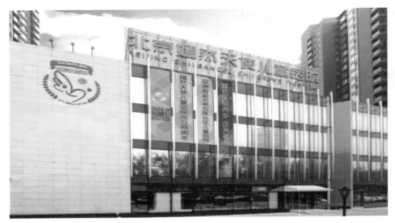

图 20-4　北京嫣然天使儿童医院

4. 可可微笑唇腭裂新生儿关爱项目简介

　　可可微笑唇腭裂新生儿关爱项目（以下简称"可可微笑"）是由知名唇腭裂产品制造企业深圳市福生医疗器械有限公司全额资助的慈善援助项目。项目面向全国出生 6 个月以内的唇腭裂新生患儿家庭，在宝宝出生的 6 个月内即可免费领取"可可微笑"礼包一份。礼包内包含软身奶瓶、唇腭裂专用大号奶嘴、小号奶嘴、唇腭裂知与行科普手册各一（图 20-5）。

　　"可可微笑"项目旨在解决新生患儿家庭面对的唇腭裂患儿喂养照顾问题，以及对唇腭裂疾病的科普咨询问题。项目是在唇腭裂患儿迈出人生第一步的慈善帮扶，力量虽不大，但其意义和影响却无远弗届。对唇腭裂患儿及患儿家长的身体、心理的健康发展具有重要意义。

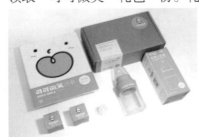

图 20-5　"可可微笑"礼包

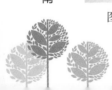

唇腭裂与面裂就医指南